BEAT SPRING / DER PSYCHISCHE ASPEKT BEI
DER ARZNEIWAHL

BEAT SPRING

DER PSYCHISCHE ASPEKT BEI DER ARZNEIWAHL

Lektorat:
Ulrike Hennemuth und Frank Seiß

Homöopathische Kursbücher Band V
Ulrich Burgdorf Verlag für homöopathische Literatur

© Copyright 1993 by Ulrich Burgdorf   Verlag für homöopathische Literatur, D-37085 Göttingen, West Germany
Alle Rechte vorbehalten, einschließlich der auszugsweisen oder photomechanischen Wiedergabe, der Mikroverfilmung und der Übertragung in eine maschinenlesbare Sprache sowie der Programmierung und Speicherung auf Datenträger.
Printed in West Germany

ISBN 3-922345-61-1

VORWORT

Bei der Organisation der ›Berner Seminare‹ — 1987 mit George Vithoulkas und 1988 das vorliegende Seminar mit Geukens/Springer/Spring — war es mir ein Anliegen, die Homöopathie in ihren verschiedenen Facetten und unterschiedlichen Zugängen zu vermitteln. Wie im Leben, so kann es auch in der Homöopathie verhängnisvoll sein, seine eigene Ansicht als die allein richtige, sein Verständnis eines Mittels als abschließend zu betrachten. Im Leben brechen wir dadurch echte Kommunikation ab und entfremden uns von anderen Menschen, in der Homöopathie verpassen wir das heilende Arzneimittel und verschließen uns neuem Wissen.

Nur wenn wir ein Mittel von allen Seiten her kennen, gelingt es uns, es auch unter ungewöhnlichen Umständen zu entdecken. Nur wenn wir einander unsere Erfahrungen aufrichtig mitteilen, werden wir zu einem tieferen Verständnis von Krankheit und Gesundheit und vom Menschen kommen.

In diesem Sinne hoffe ich, mit diesem Buch ein kleines Mosaiksteinchen zu diesem wunderbaren, großen Werk, der Homöopathie, beizutragen.

Bern, Dezember 1992

Homöopathische Kursbücher

Bisher erschienen:
Band I
Edward C. Whitmont
Konflikt — Krankheit

Band II
Proceso Sanchez Ortega
Beiträge zur Theorie und Praxis der chronischen Miasmen Hahnemanns

Band III
Georgos Vithoulkas
Das Berner Seminar 1987

Band IV
Wolfgang Springer
Das Berner Seminar 1988

Band V
Beat Spring
Der psychische Aspekt bei der Arzneiwahl

Ulrich Burgdorf Verlag für homöopathische Literatur

INHALTSVERZEICHNIS

VORWORT	5
THEMA I: GESETZE DER HEILUNG	9
DIE SEINS-EBENEN DES MENSCHEN	25
DAS GESETZ VON HERING	26
EINFLUSS VON STRESSOREN	31
EBENEN DER GESUNDHEIT	34
SUPPRESSIVE THERAPIE	40
THEMA II: DIFFERENTIALDIAGNOSE SCHWÄCHEZUSTAND UND KOLLAPS	44
THEMA III: RUHELOSE KINDER	66
EXKURS: EVALUATION NACH MITTELGABE	97
THEMA IV: WUTANFÄLLE BEI KINDERN	140
THEMA V: ZUSAMMENGESETZTE MITTEL	157
ARZNEIMITTELINDEX	198

THEMA I:
GESETZE DER HEILUNG

Als ich vor 11 Jahren in meinem ersten Seminar mit George Vithoulkas in Alonissos saß, hörte ich diesen sagen: »Die Erstverschreibung ist noch das Einfachste in der Homöopathie, schwierig wird's bei der Zweitverschreibung und dem Begleiten eines Patienten über die Jahre«. Ich dachte damals: »Der hat gut reden«, und glaubte ihm nicht. Erst nach ein paar Jahren eigener Praxis erkannte ich, wie wahr diese Aussage ist. Ich bin noch weit davon entfernt, die Erstverschreibung in jedem Fall als das Einfachste der Welt zu betrachten, sehe aber immer wieder, wie subtil und schwierig die genaue Evaluation und eine evtl. nötige Zweitverschreibung ist. Der folgende Fall mag ein Beispiel dafür sein.

FALL 1

(A.)*: Sie kamen 1986 mit Daniela zu mir, sie war 10jährig. Was fehlte ihr?
(MP.): Sie hatte einen chronischen Urininfekt, bei dem alles nichts half. Sie hat auch noch die Hose genäßt, und sie hat vor allem massiv immer wieder eingekotet und Stuhlschmierereien veranstaltet, und das war für mich sehr entnervend. Ich habe Angst gehabt, daß sie sich ins Abseits bringt damit, daß sie von anderen mehr und mehr gemieden wird. Ich habe auch manchmal solche Bemerkungen gehört wie »Die Daniela stinkt«. Und das hat mir sehr zu schaffen gemacht. Und ich wollte nichts unterlassen, nichts unversucht lassen, um ihr da zu helfen.

Was fehlt dieser Patientin? Sie kommt wegen eines chronischen Urininfekts, und sie leidet an Enuresis und Enkopresis. Welche der drei Störungen geht am tiefsten? Die Enkopresis. Warum? Wenn eine organische Ursache ausgeschlossen ist, dann ist das eine emotionelle Störung, die schwerer wiegt als die Enuresis. Der Urininfekt ist ein Lokalsymptom und möglicherweise nur sekundär infolge Kontamination durch die Stuhlschmiererei entstanden.

---

* A.=Arzt, Ärztin, P.=Patient/in, MP.=Mutter der Patientin/des Patienten

Die Hierarchie der Krankheitsymptome wäre also: Enkopresis – Enuresis – Urininfekt. Das Hauptgewicht oder der Fokus des Krankheitsgeschehens liegt auf der Enkopresis. Was nützt uns diese Feststellung? Hilft sie uns bei der Verschreibung? Möglicherweise ist sie eine Hilfe bei der Hierarchisierung der homöopathischen Symptome. Hauptsächlich jedoch ist sie unabdingbar für die Beurteilung des Behandlungsverlaufs. Darauf kommen wir noch zurück.

Haben wir bisher homöopathisch verwertbare Symptome? Nein. Bei all diesen Leiden wurden keine herausragenden individuellen Symptome geschildert. Es gibt hingegen eine klinische Indikation — ich erinnere mich nicht, von wem die stammt —, die besagt, daß bei Enkopresis in über 80% der Fälle *ein* Mittel zur Heilung führt. Bei einer emotionellen Krankheit wie der Enkopresis ist das sicherlich eine sehr fragwürdige Therapieempfehlung, aber trotzdem: Welches ist das Mittel? ALOE.

Im Repertorium[*] sehen wir, daß ALOE diese Krankheit auf der körperlichen Ebene gut repräsentiert. Wir finden es in folgenden Rectum-Rubriken: »involuntary stool« und »involuntary formed stool« [K 621]; »constipation with constant desire« und »ineffectual urging and straining« [K 607]; »sudden urging« [K 634]; »relaxed anus« [K 632] etc. Ein Leitsymptom von ALOE ist »Stuhl fällt heraus« [K 637].

(A.): Sie hat damals nicht nur Stuhl geschmiert, sondern sie hat auch den Stuhl aktiv zurückgehalten.
(MP.): Ja. Ich hatte das Gefühl, für sie war das überhaupt kein Problem. Sie hat das eigentlich genossen. Es war nicht nur so, daß sie die Hosen vollgeschmiert hat, sondern sie hat manchmal auch diese ganz verkoteten Hosen irgendwo versteckt, aber so, daß ich sie eigentlich finden mußte. Ich hatte nie den Eindruck, sie will sie so gut verstecken, daß ich sie nicht wiederfinde. Es war vielleicht eher ein Problem, sie auszuwaschen. Sie hat sie einfach hinter ein Bücherregal gesteckt oder irgendwo in eine hohle Puppe rein oder so. Und es hat dann immer so schlecht gerochen im Zimmer. Manchmal ließ sie auch Stuhl auf der Treppe liegen. Sie hat sich auch kaum gewaschen. Sich ganz zu verschmieren, das machte ihr eigentlich Spaß, glaube ich. Und ich hatte immer wieder den Ein-

---

[*] Alle Repertoriumsrubriken sind zitiert aus: James Tyler Kent, REPERTORY OF THE HOMŒOPATHIC MATERIA MEDICA, Homœopathic Book Service, London 1986

druck, sie verstand überhaupt nicht, warum sie damit Anstoß erregte.
(A.): Von welcher Beschaffenheit war dieser Stuhl?
(MP.): Das war wechselnd. Es ist schwer zu sagen. Was ich manchmal so verkrustet gefunden habe, war ganz dunkel und hart, und oft war es auch wieder weich und hat ziemlich stark gerochen.
(A.): Hatte sie Mühe beim Stuhlgang?
(MP.): Wenn sie mal saß, hatte sie große Mühe auf dem WC. Da mußte sie sehr, sehr lange sitzen, und es hörte sich für mich manchmal an wie bei einer Geburt, wie sie stöhnte. Sie gab sich wirklich Mühe und lief rot an, aber sie konnte es einfach nicht. Dann verloren wir eine Menge Zeit, und das mag auch dazu beigetragen haben, daß sie dann nicht gehen wollte, wenn sie eigentlich hätte gehen sollen; weil sie wußte, es ist eine solche Prozedur.
(A.): Hattest du Schmerzen beim Stuhlgang?
(P.): Nein.
(A.): Sie haben gesagt, daß da nicht nur das Problem war mit Sich-nicht-Waschen und Schmieren, sondern daß sie auch beim Essen irgendwie Lust hatte zu schmieren — Sie haben ein Beispiel erwähnt mit Glace.
(MP.): Ja, ja. Sie machte immer so den Eindruck, daß sie sehr lässig mit dem Sauberkeitsbegriff umging. Ich bin übertrieben sauber, aber sie hat immer auf dem Teller rumgeschmiert, und eben beim Glaceessen, da war sie dann bis zur Nase rauf einfach voll Glace.
(A.): Wie war das mit dem Bettnässen? War das jede Nacht oder war es in größeren Abständen?
(MP.): Als ich zu Ihnen kam, war es noch jede Nacht, mit ganz wenigen Ausnahmen. Das war seit ihrer Geburt so. Sie war nie trocken. Man hat es auch mit dieser Weckmatratze versucht, aber sie hat dann so tief geschlafen, sie hat das einfach nicht gehört. Sie ist nie aufgewacht. Ich habe manchmal geschaut, bevor ich ins Bett ging, da war sie noch trocken. Es muß also meistens nach Mitternacht passiert sein.
(A.): Und tagsüber?
(MP.): Ja. Hat sie auch. Immer so ein bißchen genäßt. So feucht war sie dann, und sie hat dann auch ziemlich stark gerochen.
(A.): Wonach hat es gerochen?
(MP.): Wenn sie in den Kleidern war, eher scharf, ammoniakartig, oder wie Pferdeurin, und wenn sie im Bett lag, roch der ganze Raum so süßlich. Unangenehm süßlich.

(A.): Bevor Sie kamen, war sie in Behandlung wegen den Blasenentzündungen. Sie hatte über längere Zeit immer Bakterien im Urin.
(MP.): Ja. Man hat festgestellt, daß sie offenbar eine chronische Blasenentzündung hatte. Zuerst waren wir bei Dr. W., das war der Kinderarzt, der sie betreut hat seit Säuglingszeiten, und der hat sie dann auch röntgen lassen und dabei einen Klappendefekt festgestellt. Da reagierte ich etwas panisch, ich konnte mir schlecht ein Bild davon machen, wie schlimm es wirklich war. Die Entzündung konnte auf die Nieren übergehen — also sofort Antibiotika. Sie hat dann unter anderem ein Jahr lang Clamoxyl geschluckt — für Erwachsene — jeden Tag!
(A.): Ohne Unterbrechung?
(MP.): Ohne Unterbrechung. Man hat mir gesagt, das muß sein, sonst kann eine Nierenschrumpfung daraus resultieren. Dann bin ich schuld daran, wenn ich ihr das Antibiotikum nicht gebe. Das war der Professor K., der sie da untersucht hat. Dann hat sie aufgehört, und drei Tage danach war die Bakteriurie wieder da. Und da hat sogar Dr. W. gesagt, er könne das nicht weiter verantworten, diese Antibiotikagaben. Ich hatte mich schon umgesehen inzwischen und bin zum Dr. B. gegangen. Das hat einiges gebracht, insofern, als der Urin zwischendurch sauber war, und sie hat auch nicht mehr unter Kopfhaut- und Hautflechten gelitten. Sie hatte das schon früher öfters, und man hat dann oberflächlich behandelt ... mit Cortison. Doch nur ganz kurzfristig verschwanden die und kamen sofort wieder. Unter homöopathischer Behandlung erfuhr das eine drastische Zunahme. 1-2 Tage lang sah sie aus wie eine Aussätzige, ganz unheimlich, und dann verschwand es. Seither hat sie nie mehr Hautprobleme gehabt. Das hat mich beeindruckt.

Nach dieser homöopathischen Behandlung hatte die Patientin nie mehr Hautprobleme. Dies beeindruckt selbstverständlich die Mutter. Beeindruckt es uns auch? Warum nicht? Es fällt in diese Zeit, daß die Enkopresis neu auftritt. Das hat den behandelnden Homöopathen allerdings nicht gestört, und als die Mutter zweimal darauf hinwies, hat er es abwinkend übergangen. Und trotzdem: etwas an seiner Behandlung ist beeindruckend. Welche Voraussetzung muß erfüllt sein, damit wir mit einem homöopathischen Mittel unterdrückend behandeln können (denn das ist hier wahrscheinlich der Fall)? Es muß recht genau auf ein oberflächlicheres Symptom passen. Die Ähnlichkeit besteht dann mit einem äußeren

Teil, mit der ›Schale‹ und nicht mit dem ganzen Menschen. Und dementsprechend ist auch das Resultat.

Die Mittelfindung ist eine Kunst, das exakte Verständnis der Theorie nicht minder! Dieser Homöopath hat sich immer dafür eingesetzt, die Homöopathie auf einer naturwissenschaftlichen Ebene akzeptiert zu sehen. Der vorliegende Fall mag ein Beispiel für die Gefahr sein, die lauert, wenn wir gegenüber dieser »Wissenschaftlichkeit« eine zu große Kompromißbereitschaft zeigen und dabei die Grundprinzipien unserer Methode hintanstellen. Die Patientin wurde zwei- oder dreimal in einer Homöopathievorlesung als geheilt vorgestellt, nur weil der Urin zwischendurch mal frei von Bakterien war! Wenn wir das Krankheitsgeschehen exakt evaluieren und, wie anfangs, den Fokus der Krankheit festlegen, ist klar, daß wir von einer Heilung nur dann sprechen können, wenn sie, gemäß dem Heringschen Gesetz, von der Enkopresis über die Enuresis zum Urininfekt abläuft.

(A.): Hatte sie auch noch andere Beschwerden außer diesen, oder waren dies die Hauptprobleme?
(MP.): Ja. Sie war sonst praktisch nie krank. Diese üblichen Grippeerkrankungen oder sonstige Magen-Darm-Sachen hat sie nie gehabt.

Ein weiterer Hinweis, den wir im Rahmen des Heringgesetzes verstehen können: Sie hatte nie akute Krankheiten. Die Mutter interpretiert diesen Umstand als besondere Zähigkeit. Wie deuten wir ihn? Die Ebene der Erkrankung ist viel tiefer, hauptsächlich im emotionalen Bereich, das heißt, Krankheiten spielen sich vornehmlich auf dieser Ebene ab, und der Organismus ist für die oberflächlicheren Krankheiten nicht empfänglich [vgl. Abb. 6].

(A.): Können Sie mir schildern, was für ein Kind sie war?
(MP.): Also, eigentlich war sie sehr liebenswürdig. Alle mochten sie sehr gerne. Sie galt als sehr gutherzig. Sie war vor allem den Tieren ausgesprochen zugetan, überhaupt allem, was ihr schwach schien. Sie reagierte sehr stark auf Ungerechtigkeiten. Sie sagte nicht sehr viel, vor allem nicht, wenn die größere Schwester dabei war, da verstummte sie einfach. Wenn sie jemanden zum ersten Mal sah, sagte sie kein Wort. Wenn sie dann diese Person ein bißchen näher kannte, oder wenn sie allein mit anderen Leuten war, ohne Familienangehörige, dann sprach sie auch recht viel. Sie las

immer sehr viel, und wenn sie las, war sie ausgesprochen konzentriert, man konnte sie drei-bis viermal rufen, sie hörte nichts.
(A.): Haben sie das Gefühl, daß sie eine sehr gute Konzentration hatte, oder ist ihnen aufgefallen, daß sie eine sehr starke Phantasie hatte, daß sie vielleicht wie in diese Buchwelt eingedrungen war?
(MP.): Beides. Ich glaube, daß sie sich so total in etwas hineingibt, und gerade mit dieser sogenannten Buchwelt, das glaube ich schon, daß sie das richtig erlebt hat, was sie las. Und darum auch nicht reagierte auf die Außenwelt. Die andere Seite war ihr Jähzorn. Sie konnte unwahrscheinlich jähzornig reagieren, vor allem, wenn sie von der Schwester gereizt wurde. Ich glaube, daß sie sich immer im Zaum hielt in der Schule, gegenüber den nicht so gut bekannten Leuten, aber mit der Schwester ... die hat sie auch oft bis aufs Blut gereizt. Da konnte sie dann beißen und schlagen und kratzen und schreien und Türen zuknallen. Aber es war immer begründet.
(A.): Nicht wegen einer Kleinigkeit, sondern es war nur, wenn die Schwester anfing, sie zu plagen?
(MP.): Ja. Und sie war fast rührselig. Die Schwester hat das auch immer ausgenutzt. Sie hat ihr absichtlich sehr traurige Geschichten erzählt. Z. B., wenn ich vorne im Auto saß, und sie erzählte ihr dann diese Geschichten, und sie weinte dann immer so furchtbar, und die Leute wußten nicht, weshalb. Es war, weil sie absichtlich den Schluß so traurig machte, daß man wirklich nur weinen konnte. Aber ich glaube, sie genoß das auch ein bißchen.
(A.): Ist sie ein Kind, das gerne schmust oder gestreichelt werden will, oder will sie eher alleingelassen werden?
(MP.): Nein. Von sich aus ist sie vielleicht eher zurückhaltend. Sobald man sie nur ein bißchen ermutigt, kommt sie sofort und schmust und will gestreichelt werden. Nicht, daß sie das einfach fordert, aber sie ist immer dazu bereit.

Was beobachten wir bei der Patientin? Sie läßt die Mutter für sich reden. Sie sagte bisher kaum ein Wort. Heißt dies, daß sie uninteressiert ist? Gerade das Gegenteil: Obwohl sie den Kopf häufig gesenkt hält, sehen wir, daß sie jedem Wort unseres Gespräches ganz aufmerksam folgt. Wir sehen auch Reaktionen auf gewisse Dinge, die die Mutter äußert. Wie hat sie reagiert, als die Mutter über ihre Stuhlschmiererei erzählte? Sie lachte und schaute auf. Dies kann überspielte Scham sein, ja, auch wenn wir dann vielleicht eine etwas andere Reaktion erwarten würden. Wenn wir dies aber zusammen anschauen mit dem Verstecken von Stuhl, dem Schmieren beim Essen und der Aussage der Mutter, daß sie es manchmal ›sogar genieße‹, dann führt uns dies doch eher auf welche Interpretation? Auf »Schamlosigkeit« [K 79]. Wie können wir ihr stummes Verhalten ins Repertorium übersetzen? »Scheu« [»timidity«, K 88]; »refuses to answer« [K 3]; »answers slowly« [K 3]. Wenn sie jeweils auf die Mutter schaut, wenn eine Frage an sie gerichtet ist, kann dies ebenfalls als Scheu interpretiert werden, oder aber auch als Unentschlossenheit [»irresolution«, K 57].

(A.): Wie hält sie es mit der Ordnung?
(MP.): Das ist für mich ein bißchen ein Rätsel. Sie ist einfach beides. Zum Teil ist sie soo chaotisch, sie ist auch sehr zerstreut, ich weiß nicht, ob es ist, weil sie sich in diesem Moment auf etwas anderes konzentriert, das mir entgeht, aber man konnte etwas sagen und sie sagte, »ja, ja, ist schon gut, ich mache es«, und später erinnerte sie sich überhaupt nicht mehr, daß das mal gesagt worden war. Aber wenn's darauf ankam, oder wenn sie motiviert war oder in der Schule, war sie sehr perfektionistisch und ordentlich. Das fiel auf im Gegensatz zur Schwester, die dann eigentlich nur chaotisch war. Sie war einfach dort chaotisch, wo sie's nicht für nötig hielt, ordentlich zu sein. Sie konnte das sehr gut. Sie konnte auch sehr zuverlässig sein.
(A.): Sie haben gesagt, daß sie durchaus auch sehr faul sein konnte.
(MP.): Ja. Sehr minimalistisch. Jeden Gang zuviel vermeiden und jede Geste, wenn sie keine Lust hatte. Aber wenn sie sich dann hinter etwas klemmt, das ihr Spaß macht oder jemandem eine Freude macht, ein Geschenk oder irgendetwas, dann kann sie einfach drauflos arbeiten und bringt dann wirklich etwas zustande.

Diese Information deutet auf welches Mittel? SULFUR. Dazu paßt auch ihre Abneigung dagegen, sich zu waschen sowie die Rubrik: »Indifference to personal appearance« [K 55]. SULFUR ist sehr chaotisch und unordentlich in ›unwichtigen‹ Dingen. In Bereichen, die sie als wichtig erachten, können diese Menschen sehr organisiert und ordentlich sein. Die Kleider liegen z. B. überall herum, der Bürotisch kann aber recht ordentlich ausschauen. SULFUR-Patienten sagen gewöhnlich, daß sie gerne Ordnung haben — solange sie nicht selber aufräumen müssen: auf Nachfragen geben sie zu, daß sie nur in größeren Abständen große Aufräumaktionen starten. Oder aber sie haben wunderschöne Philosophien darüber, warum sie unordentlich sind. So kürzlich ein Patient, der mir erklärte, wirkliche Kreativität käme aus dem Chaos (sich auf die

Chaostheorie beziehend), und deshalb hielte er sich ein Chaos — für die Kreativität, versteht sich!
Auf welche anderen Mittel passen unsere Informationen auch? Auf CAUSTICUM — die Empfindlichkeit gegen Ungerechtigkeit. Hierzu ein Nachtrag von Vithoulkas: CAUSTICUM, IGNATIA, MAGNESIUM MURIATICUM, MERCURIUS, NUX VOMICA, SEPIA, STAPHISAGRIA. Zu CAUSTICUM paßt natürlich auch die Enuresis, die Tag und Nacht anhält [K 659]. Was würden wir aber bei der Reaktion von CAUSTICUM auf Ungerechtigkeit erwarten? Ein mehr kämpferisches Verhalten. CAUSTICUM setzt sich in der Regel aktiv, notfalls mit brachialer Gewalt, für die Benachteiligten ein.

(A.): Hat sie eher unter der Kälte oder unter der Wärme gelitten?
(MP.): Eigentlich eher gefroren, sie war auch sehr dünn. Mir fiel auf, daß ihr kalt war, daß sie wärmer angezogen sein wollte als die Schwester.
(A.): Wie war es in der Nacht? Wollte sie zugedeckt sein oder abgedeckt?
(MP.): Sie zog die Decke bis über den Kopf und sagte, sie sehe so Gestalten in der Nacht, weil sie das irgendwo gelesen hatte.
(A.): Hatte sie auch Ängste?
(MP.): Ja. Vor eben diesen Gestalten.
(A.): Hast du Licht gebraucht, um zu schlafen?
[Patientin antwortet nicht.]
(MP.): Die Türe mußte offen sein. Und bis zum Einschlafen mußte vor dem Schlafzimmer das Licht brennen. Sie hatte aber keine Angst, alleine zu sein.
(A.): Hatte sie andere Ängste?
(MP.): Nein.
(A.): Damals haben Sie gesagt, daß sie oft gewartet hat, bis Sie nach Hause kamen.
(MP.): Sie reagierte sehr extrem, wenn ich sagte, ich bin in 20 Minuten wieder da, und dann ein bißchen später kam. Ich hörte sie dann schon von der Busstation aus schreien. Da schrie sie zum Fenster raus: »Mami, Mami, Mami«. Dann war manchmal schon die Nachbarin da und tröstete sie. Aber es gab eigentlich gar keinen Grund, Angst zu haben, es handelte sich ja nur um wenige Minuten. Da reagierte sie extrem panisch.
(A.): Wovor hattest Du denn Angst?
[Patientin antwortet nicht.]

(MP.): *Sie sagte, sie hätte Angst, daß mir etwas zugestoßen wäre. Wenn sie dann noch eine Ambulanz hörte, war es sowieso vorbei, dann dachte sie immer, jetzt ist mir etwas passiert.*

Wie interpretieren wir dieses Symptom — »Angst beim Alleinsein«? Ja, aber sie zeigte diese Angst nicht, wenn die Mutter wegging, sondern wurde erst ängstlich, wenn die Mutter sich verspätete. Also, welche Rubrik ist besser? »Angst um andere« [K 7]; dort haben wir Mittel wie ARSENICUM ALBUM, BARYTA CARBONICA, PHOSPHOR, SULFUR. Bei ARSENICUM ist diese Angst sehr selbstbezogen. Die Patienten haben Angst, den anderen zu verlieren, weil sie dadurch ein Stück eigene Sicherheit und Rückhalt verlieren. PHOSPHOR hat Angst um andere aus Mitgefühl, und bei SULFUR richtet sich diese Angst hauptsächlich auf die Kinder. SULFUR malt sich ganze Szenen aus, was passiert sein könnte, wenn die Kinder nicht zur Zeit da sind. Wie hat es die Mutter hier erzählt? Es war besonders schlimm, wenn sie z. B. die Ambulanz hörte. Ihre Phantasie wurde dadurch extrem beflügelt.

(A.): *Hatte sie eher viel oder weniger Durst?*
(MP.): *Eher viel, aber nicht extrem ...*
(A.): *Kaltes oder Warmes?*
(MP.): *Kaltes.*
(A.): *Auch aus dem Eisschrank?*
(MP.): *Ja, wenn immer sie dies kriegte.*
(A.): *Was ißt du besonders gerne?*
(P.): *Spaghetti.*
(A.): *Spaghetti. Was sonst noch?*
(P.): *Crêpes, Poulet, scharfe Sachen, salzige Sachen.*
(A.): *Ja, das haben Sie gesagt, daß sie sehr gerne salzige Sachen habe.*
(MP.): *Ja. Eigentlich nicht sehr viel Süßes. Außer Glace.*
(A.): *Glace hast du gerne?*
(P.): *Jaaa.*
(A.): *Und Schokolade?*
(P.): *Früher mehr.*
(A.): *Was hast du gar nicht gerne?*
(P.): *Butter, Eier.*
(A.): *Diese Sachen ißt du gar nie, oder hast du sie nur weniger gerne?*
(P.): *Nie.*
(A.): *Was sonst noch?*

(P.): *Fisch.*
(A.): *Auf welcher Seite schläfst du?*
(P.): *Auf dem Bauch.*
(A.): *Hatte sie oft blaue Flecken oder Nasenbluten?*
(MP.): *Blaue Flecken eigentlich nicht. Aber Nasenbluten hatte sie sehr oft. Zwar nie sehr schlimm, aber sehr häufig.*
(A.): *Sie haben auch gesagt, daß sie büschelweise Haare verlor. Ist das immer noch?*
(MP.): *Nein, das ging eigentlich mit den Hautflechten weg.*

Sie schmust gerne. Wo finden wir dies im Repertorium? K 63; »desire to be magnetized«. Was können wir zusammentragen? Sie ist sehr mitfühlend. Das ist ein zentrales Charakteristikum. Welche Mittel sind mitfühlend? PHOSPHOR, CAUSTICUM, NATRIUM MURIATICUM, CICUTA VIROSA, NUX VOMICA ...[»sympathetic«, K 86]. Großes Mitgefühl verbunden mit starker Empfindlichkeit gegen Ungerechtigkeit ist ein starker Hinweis auf CAUSTICUM. Sie liebt auch Tiere über alles. Hier haben wir hauptsächlich NATRIUM MURIATICUM und AETHUSA, die ihre ganzen Gefühle auf Tiere richten, weil sie den Menschen nicht mehr trauen, weil sie Angst haben, verletzt zu werden.

Sie ist sehr wählerisch im Essen. Wenn jemand nur ganz Ausgewähltes ißt, z. B. nur *diese* Sorte Käse oder nur *diese* Marke Honig, können wir die Rubrik »desires delicacies« [K 485] verwenden. In ihrem Fall hat es eine andere Qualität: Sie lehnt z. B. Käse ab, obwohl sie noch nie Käse gegessen hat. Was sie nicht kennt, ißt sie nicht. Also ist es nicht das Spezifische, was sie will, es ist das Gegenteil, eine Ablehnung des Unbekannten. Mit etwas Nachhilfe in die Repertoriumssprache übersetzt: Angst vor dem Unbekannten, und wenn wir den Begriff etwas strapazieren, finden wir »Angst, daß etwas passieren könnte« [K 45] oder »Angst vor der Zukunft« [K 7] als Inbegriff des Unbekannten. Wir werden sehen, daß dies zum Grundgedanken des Mittels bzw. des Mädchens paßt. Es wird somit zu einer Bestätigung; als leitende Rubrik nehmen wir so etwas natürlich nicht.

Was machen wir mit ihrer Reaktion auf die traurig endenden Geschichten, die ihr ihre Schwester erzählte? Welche Mittel sind stark betroffen durch traurige oder grausame Geschichten? CICUTA und CALCIUM, dann auch STAPHISAGRIA — »Sadness from sad stories« [K 77]; »Horrible things, sad stories, affect her profoundly« [K 52]; »Ailments from rudeness« [K 75]. Doch wie können wir dies in ihrem Fall interpretieren? Als Ausdruck ihres Mitgefühls.

Wenn wir die folgenden Symptome nehmen: scheu, sagt kaum ein Wort; schaut dauernd auf die Mutter; hat Angst um die Mutter — an welches Mittel denken wir? BARYTA CARBONICA. Hier haben wir allerdings keine geistige Retardation, ganz im Gegenteil: das Mädchen ist in der Schule sehr gut. Es handelt sich um ein rein emotionales Zurückbleiben.

Soviel zur Differentialdiagnose. Wenn wir jetzt nicht mehr um den heißen Brei herumgehen, welches Mittel ist im Verlaufe des Interviews mehr und mehr in den Vordergrund getreten? PHOSPHOR! Wir haben PHOSPHOR mehr oder weniger hochwertig in fast allen der erwähnten Rubriken gefunden. Wir finden es selbst in den ungewöhnlicheren Lokalsymptomen wie dem Urin, der nach Ammoniak oder wie Pferdeurin riecht [K 687] — wie häufig tut uns ein Patient schon den Gefallen, so ein Leitsymptom zu äußern! Zu PHOSPHOR paßt das wache, aufmerksame und sehr phantasievolle Wesen des Kindes, das ausgeprägte Mitgefühl und die Angst um andere. Wie paßt ihr eher verschlossenes Verhalten dazu? PHOSPHOR kann ohne weiteres verschlossen sein; ein anderer Zug hingegen, den ich bei PHOSPHOR nicht missen möchte, ist das ausgeprägte Mitgefühl. Die Patientin ist zudem so verschlossen nicht: die Mutter sagt, daß sie offener ist, wenn sie ohne die Familie mit anderen zusammen ist. Auch hat sie das typische PHOSPHOR-Lachen, auf das Geukens hingewiesen hat, ein Lachen, bei dem sie den Mund so weit öffnet, daß das Zahnfleisch sichtbar wird. Auch die weiteren Symptome wie Verlangen nach eiskalten Getränken, scharfen, salzigen Speisen, das Nasenbluten und der büschelweise Haarausfall bestätigen PHOSPHOR.

Obwohl das konstitutionell angezeigte Mittel PHOSPHOR ist, habe ich der Patientin zuerst ALOE 200 verschrieben. Ich wollte wissen, was es mit dieser Therapieempfehlung auf sich hat. Erwartet habe ich wenig bis nichts. Um so überraschter war ich, als ich das folgende Feedback kriegte:

(A.): Ich habe Ihnen ein Mittel gegeben, und wir haben uns nach einem Monat wiedergesehen. Was war da?
(MP.): Es war eine Reaktion da. Sie hat Durchfall bekommen. Ich weiß nicht mehr ganz genau, wie lange nach der Einnahme des Mittels.
(A.): Ich habe mir aufgeschrieben, daß es vier Tage danach war.
(MP.): Dann kamen die hohen Fieber, was ganz unüblich war, was sie sonst nie hatte. Und sie mußte auch erbrechen. Andererseits bemerkte ich kein Stuhlschmieren mehr.

(A.): Während dieses ganzen Monats?
(MP.): Ja.
(A.): Und als Sie dann kamen, war es gerade ein paar Tage her, daß es wieder begonnen hatte? Wir haben damals noch kurze Zeit gewartet und dann das Mittel wiederholt. Wie ging es dann nach weiteren vier Monaten?
(MP.): Da war es schon wieder wesentlich besser mit dem Stuhlschmieren. Es hatte wieder ganz aufgehört bis auf ein, zwei Tage.
(A.): Zu Beginn des Schulanfangs war dies.
(MP.): Ja. Psychisch hatte sich eine Veränderung bemerkbar gemacht. Sie war offener geworden, extrovertierter. Beim Bettnässen konnte ich keinen großen Unterschied feststellen.
(A.): Das blieb gleich. Und auch der Urinbefund hat sich in dieser Zeit nicht verändert?
(MP.): Nein.

Wir haben hier eine Reaktion auf ALOE. Und wie ist diese Reaktion? Zu meinem eigenen Erstaunen war sie so, wie ich sie von einem echten Simile erwarte: nach einer Erstreaktion eine Bewegung der Symptome von innen nach außen. Nur hätte ich diese Reaktion nicht von einer derart oberflächlichen Verschreibung erwartet.

Sehen wir, wie es weiterging.

(A.): Wir haben uns im März 1987 wiedergesehen. Was waren da die Probleme?
(MP.): Das Bettnässen. Die Schmierereien, die hatten sich wesentlich gebessert. Tagsüber war das schon beinahe nicht mehr feststellbar, manchmal noch nachts. Ich glaube, daß sie am Abend oft einfach zu müde war, noch diese Sitzungen zu absolvieren und das dann einfach sein ließ und so zu Bett ging, und dann, wahrscheinlich wenn sie sich entspannte, passierte das. Sie saß immer noch lange auf der Toilette, aber es hatte etwas weniger Verkrampftes an sich, es schien sie weniger zu belasten, und es dauerte auch etwas weniger lang. Und nach wie vor schien es ihr nicht wichtig, sauber zu sein, also sich zu waschen, sie wirkte immer noch recht schmuddelig, wenn man sich nicht die Mühe nahm, sie dazu anzuhalten, sauber zu sein. Allgemein wirkte sie offener und selbstbewußter. Sie war jetzt in die Sekundarschule übergetreten, und im Gegensatz zu ihrer Schwester hatte sie überhaupt keine Probleme damit, sich von einem auf zehn Lehrer umzustellen. Ihr Hang zum Lesen hatte sich sogar noch verstärkt. Sie las auch im Bus und auf der Straße, manchmal beim Gehen, wenn sie mit dem Hund spazieren mit-

kam, sie wollte mitkommen, aber dann nahm sie ein Buch mit, und wenn es ihr langweilig schien, wenn sie nicht schwatzen mochte, dann las sie einfach im Gehen, das konnte sie sehr gut.
(A.): Das Einnässen — ich glaube, Sie haben damals gesagt, daß es auch tagsüber zum Teil wieder auftrat.
(MP.): Ja, sie mußte sehr oft rennen. Also, es ist mir aufgefallen, wenn wir z. B. in die Stadt gingen oder bei Freunden waren, daß sie einfach sehr häufig Harndrang hatte. Und ich habe sie oft gefragt, ob sie Schmerzen hat, weil ich dachte, es ist irgendeine Harnleiterentzündung oder so was. Und wenn sie dann nicht sofort rannte, dann war es passiert. Also, es war gar keine Toleranz, wie sagt man, sie war sehr unfrei dadurch. Ich hab sie dann gefragt: »Ja, aber wenn das so dringend ist, dann mußt du es schon eine Weile gespürt haben«, worauf sie sagte: »Nein, erst jetzt gerade, aber jetzt muß es sein«.

Wo finden wir dieses Symptom? »Plötzlicher Harndrang, muß sich beeilen, oder der Urin entweicht«. Es ist auf S. 655 im Repertorium [»Urging, sudden hasten to urinate, must, or urine will escape«]. Auch in dieser Rubrik finden wir PHOSPHOR zweiwertig und ALOE. Aber es ist nicht weggegangen auf ALOE.

(A.): Die anderen Symptome oder Eigenarten, die blieben damals gleich, also das Verlangen in bezug auf Essen, die Kälteempfindlichkeit usw.?
(MP.): Ja.
(A.): Ich habe ihr damals dann ein neues Mittel, PHOSPHOR, gegeben. Wie ging es danach?
(MP.): Also, das einzige Problem war eigentlich noch das Bettnässen. Das Stuhlschmieren war das erste Mal, seit sie auf der Welt war, kein Thema mehr, auch für sie nicht, und mit dem Bettnässen ging es so, daß man sagen konnte, so ein- bis zweimal pro Woche im Durchschnitt war sie trocken. Aber ich hatte das Gefühl, daß es sie noch belastete, daß das noch nicht ganz gut ging, weil sie mehr und mehr auswärtig übernachtete und so. Und gerade eben — es war ja eine Diskrepanz zum übrigen Verhalten, daß sie das noch tat. Sie war sehr selbständig geworden, und man hatte das Gefühl, sie nahm wirklich einen Teil ihres Lebens einfach in die Hand, sie fragte auch nicht mehr immer: »Soll ich das oder das machen?«, und sie hatte auch schwimmen gelernt, die Angst vor dem Wasser überwunden inzwischen.

Das sind noch zwei Symptome, die sie vorher nicht gesagt hat, einmal »Angst vor Wasser« [K 48] — PHOSPHOR ist zweiwertig dabei. Und welche Rubrik paßt auf ihre frühere Unselbständigkeit? »Want of self-confidence« ist schon gut, ja, aber was noch? Unentschlossenheit, also »Irresolution« [K 57]. Auch hier sehen wir PHOSPHOR zweiwertig. Hauptmittel in dieser Rubrik ist BARYTA CARBONICA, das schon »bei Kleinigkeiten« unentschlossen ist, »in Handlungen« und »in Projekten« [ebd.] — in all diesen Rubriken ist BARYTA CARBONICA dreiwertig.

(MP.): ... *es blieb sich gleich, sie war immer sehr wählerisch.*
(A.): Das war ja auch schon früher. Das war immer so.
(MP.): Ja, ich hab das noch nie bei einem Kind gesehen, so wählerisch.
(A.): In welcher Form wählerisch?
(MP.): Also, was sie nicht kannte, das war sie auch nicht bereit zu kosten ... einfach nur so Grundnahrungsmittel, also so Brot und Joghurt und Milch. Bei vermischten Speisen pickte sie alles raus, was sie nicht kannte. Käse z. B. hat sie noch nie, seit sie auf der Welt ist, versucht, also, das will sie auch nicht. Sie ist überzeugt, daß sie das nicht mag. Aber wenn er auf dem Reis ist, oder Parmesan, dann sagt sie nichts dagegen.
(A.): Also der Fortschritt im Psychischen, in der Entwicklung, war sehr deutlich da, und das Bettnässen begann nur langsam besser zu werden in dieser Zeit.
(MP.): Ja.
(A.): Und einen Monat später, als wir uns wiedersahen, war das auch viel besser mit dem Bettnässen — Sie haben damals gesagt, daß sie noch vielleicht einmal in zwei Wochen das Bett näßte...
(MP.): Ja, ich glaube, das war in dieser Periode, als sie einmal sagte, sie hätte keine Windeln mehr. Ich sagte: »Oh, das hättest Du mir vorher melden müssen, ich hätte dann wieder welche besorgt«, und da sagte sie: »Wozu, ich brauche die nicht mehr.« Und ich habe das nicht ganz ernstgenommen, aber das hat dann schlagartig einfach aufgehört. Plötzlich war sie trocken. Und sie wußte einfach: Jetzt geht es. Sie hat es angekündigt: »Jetzt, von heute an brauche ich das nicht mehr«, und ich war eigentlich ganz verblüfft.

Ich weiß nicht, wie Ihre Erfahrungen mit Enuresis sind — meiner Erfahrung nach ist es sehr schwierig, Prognosen zu stellen. Ich habe Fälle, da hat es am nächsten Tag nach dem Mittel einfach aufgehört. Und dann gab es andere, da hat es fünf Monate gedauert.

Für das, was sie jetzt erzählt hat, gibt es vielleicht zwei Gründe: Ein Grund ist, daß sie die ganze innere Entwicklung nachholen muß — sie muß diesen emotionellen Rückstand aufholen — und daß das äußere Symptom später verschwindet. Der zweite Grund könnte sein, was sie eben erwähnt hat: Es bleibt eine Gewohnheit, und irgendetwas muß dann passieren, um diese Gewohnheit zu durchbrechen. Eines Tages waren keine Windeln eingekauft, und dann hat sie aufgehört. Oft ist es auch ein Ferienlager oder eine Übernachtung bei einer Freundin, welche den entscheidenden Wandel herbeiführt. Auf das Mittel dürfen wir diese Besserung allerdings nur dann zurückführen, wenn wir vorher eindeutige Zeichen einer Mittelwirkung feststellen konnten. Das sieht man auch oft bei Ängsten, wenn z. B. das Kind in der Nacht immer zu den Eltern geht, weil es Schreckträume hat — man gibt z. B. SULFUR, und das Kind hat keine Angst mehr, hat nicht mehr die Schreckträume, aber trotzdem kommt es. Das ist einfach die Gewohnheit und der Wunsch nach Zuwendung, und es muß irgendetwas passieren, das diese Gewohnheit durchbricht. Das war jetzt also PHOSPHOR.

(MP.): Das ist dann auch so geblieben. Es ist ganz selten mal, wenn sie viel getrunken hat oder vergessen hat, zur Toilette zu gehen vor dem Schlafen, aber im allgemeinen nie mehr aufgetreten.
(A.): Und auch das Stuhlschmieren ist in dieser Zeit nie mehr aufgetreten?
(MP.): Nein.

Welche Entwicklung können wir bei dieser Patientin erwarten? Sie hat sehr schön reagiert, aber es ist wichtig, daß ich euch jetzt etwas über ihre Lebensumstände berichte. Ihre Eltern sind geschieden, und ihre Mutter war anorektisch. Kurz nachdem es unserer Patientin besser ging, entwickelte ihre ältere Schwester eine Anorexie. (Mit PULSATILLA kam sie relativ schnell aus dem Gefahrenbereich der Anorexie, litt aber noch lange unter bulimieähnlichen Eßstörungen und benötigte in der Folge noch TUBERCULINUM und NATRIUM MURIATICUM.) Unter diesen Umständen müssen wir mit Rückfällen rechnen, wenn es nicht gelingt, die ganze Familie zu heilen. Und sie *hatte* Rückfälle: Die Schwester hat dauernd an ihr herumkritisiert. Sie konnte nicht mehr am Tisch essen, weil sie dauernd hörte: »Du solltest mehr essen, du solltest dies essen« — es war furchtbar für dieses Kind. In dieser Zeit hat die Enuresis wieder etwas begonnen. Ich habe PHOSPHOR wiederholt, und es wurde wieder besser. Aber unter diesem Streß...

Sie meinen, ihr erlittener Kummer spricht auch für NATRIUM MURIATICUM? Verstehen Sie, Kummer ist ein auslösender Faktor. Wir können das im Hinterkopf haben, aber wir müssen sehen, wie der einzelne Mensch darauf reagiert. Und da ist einfach nicht viel für NATRIUM MURIATICUM. Sie reagiert auf den ganzen Kummer in einer PHOSPHOR-Art, und da spielt es keine Rolle, ob jetzt PHOSPHOR in der Rubrik »Kummer« ist oder nicht. Ich habe es natürlich gern, wenn das zusammenkommt, aber wenn das Bild klar ist und der Auslöser ist nicht da, spielt das keine Rolle.

Der Urinbefund hat sich verbessert, ist aber noch nicht gut. Ich erwarte, daß er eines Tages gut sein wird, aber es ist möglich, daß dies noch längere Zeit beansprucht. Solange der Organismus viel Energie aufwenden muß, um äußere Streßfaktoren abzuwehren, um sich im Gleichgewicht zu halten, fehlt oft die Energie, um auch die letzten, mehr peripheren Störungen zu überwinden. Sie braucht im Moment ihre ganze Energie und Abwehrkraft, um diesen neuen, gesünderen Zustand halten zu können. Sie hat keine Symptome von der Bakteriurie, und wegen des Klappendefekts kontrolliert der Kinderarzt in gewissen Abständen mit Ultraschall die Nieren.

Es gibt noch eine andere Frage zu diesem Fall: Was wäre gewesen, wenn wir PHOSPHOR vor ALOE gegeben hätten? Diese Frage kann ich nicht beantworten. Ich habe ALOE gegeben und war dabei recht skeptisch, weil ich dachte: Na ja, das ist so eine bewährte Indikation... Aber ich wollte es einfach mal wissen. Und ich war dann selbst erstaunt, wie tief dieses Mittel gewirkt hat. Wir haben für diesen Fall die Hierarchie der Symptome aufgestellt, und wir haben oben angefangen und nicht unten — das schwerwiegendste Symptom war durch ALOE besser abgedeckt als durch PHOSPHOR, obwohl PHOSPHOR auch den unfreiwilligen Stuhlgang hat. Und es ist auch nur dieses oberste Symptom weggegangen, aber mit einer psychischen Verbesserung; das hat mich erstaunt. Deshalb kann ich nicht sagen, ob sie ALOE gebraucht hat und ob PHOSPHOR als erstes Mittel vielleicht nichts oder nur wenig gebracht hätte.

Vielleicht hätte ich zuerst PHOSPHOR geben sollen. Aber wir haben schon oft Fälle gesehen, wo wir zwar das richtige Mittel gegeben haben, aber zu früh, und es ist nichts passiert. Wenn man dann das Mittel für die oberste Schicht gegeben hat, dann ist etwas passiert, das andere kam deutlicher hoch, und dann hat das Mittel gewirkt. Aber wir werden es leider nicht wissen, da wir das Ganze nicht rückgängig machen können.

◊

Die Anamnese dient in der Homöopathie zwei Zielen:
1. der Mittelfindung, bei der wir in bekannter Weise nach den individuell charakteristischen Symptomen suchen, die uns eine Verschreibung für diesen Patienten ermöglichen, und
2. dem ›Management‹ des Patienten. Sie liefert uns die Information bezüglich der Prognose, evtl. notwendiger zusätzlicher Maßnahmen, und vor allem gibt sie uns die Kriterien, anhand derer wir den weiteren Verlauf beurteilen können.

In unserem Fall war die Mittelfindung nicht schwierig; wir sehen jedoch, wie unterschiedlich die Verlaufsbeurteilung ausfallen kann, je nachdem, wie wir das gesamte Krankheitsgeschehen betrachten. Um das Schwergewicht einer Erkrankung genau erfassen zu können, müssen wir ein klares Verständnis der Hierarchie innerhalb des Organismus haben. Hier sind die Beobachtungen von Hering wegweisend.

DIE SEINS-EBENEN DES MENSCHEN

Vithoulkas hat die hierarchische Struktur innerhalb des menschlichen Organismus in einer Pyramiden-Form dargestellt [vgl. Abb. 1]. Die zentrale und oberste Pyramide symbolisiert die geistige Ebene, die mittlere die emotionelle und die äußere Hülle den physischen Körper. In der Mitte befindet sich die alles durchdringende Lebenskraft, heute auch ›Bioenergie‹ genannt. Wir können nun die drei Diagnosen der Patientin auf dieser Pyramide lokalisieren: auf der emotionellen Schicht die Enkopresis und die Enuresis — wobei die Enkopresis etwas weiter oben anzusiedeln ist — und auf der körperlichen Ebene den Urininfekt [vgl. Abb. 2]. Aus den Beobachtungen von Hering ist abzuleiten, daß Krankheiten des Inneren schwerer wiegen als Krankheiten des Äußeren, d. h., übertragen auf die Pyramide, die geistigen stehen über den emotionellen und diese über den physischen Symptomen; innerhalb des physischen Körpers stehen die inneren Organe über den mehr peripheren Strukturen. Der Vorteil dieser Darstellung liegt darin, daß die *Intensität* der Symptome als dritte Dimension zum Tragen kommt. Eine nur geringfügige Depression ist somit nicht unbedingt schwerwiegender als ein schweres körperliches Leiden, wie etwa eine schwere Polyarthritis [vgl. Abb. 3].

DAS GESETZ VON HERING

Wie wir wissen, besagt das Gesetz von Hering, daß sich bei einer Heilung die Symptome bewegen müssen:
1. von innen nach außen (d. h. vom Zentrum zur Peripherie oder von wichtigen zu weniger wichtigen Organen);
2. von oben nach unten;
3. in umgekehrter Reihenfolge ihres Auftretens.

Was bedeutet dies nun? Sollen wir es einfach glauben oder können wir es verifizieren? Was offensichtlich in diesem Gesetz ausgedrückt wird, ist die Tatsache, daß es nicht genügt, wenn unter einer Therapie ein Symptom verschwindet. Als Homöopathen wollen wir wissen, *wohin* das Symptom verschwindet, d. h., wir wollen genau wissen, was passiert, nachdem das Symptom verschwunden ist. Die von Hering geschilderten Beobachtungen zeigen uns, daß sich eine Krankheit meist nicht einfach in nichts auflöst, sondern daß eine Heilung durch eine *Bewegung* der Krankheit in eine bestimmte Richtung vor sich geht. Diese Bewegung von Krankheiten, auch ›Syndromshift‹ genannt, wurde schon in den Aphorismen des Hippokrates beschrieben.* Der ›Syndromshift‹ wurde seither immer wieder beobachtet und beschrieben. Obwohl dieses Phänomen nach heutigem schulmedizinischen Wissen nicht erklärbar ist, scheint es doch nie Gegenstand von Forschungsprojekten geworden zu sein. Spannend könnte es schon werden, wenn auf schulmedizinischem Wege Herings Gesetz wiederentdeckt würde!

Herings Gesetz sagt etwas aus über die *Richtung*, in der sich die Krankheitssymptome bewegen. Aber warum muß diese Bewegung gerade in *dieser* Richtung ablaufen? Wir können davon ausgehen, daß der Mensch gemäß seinem momentanen Wissen und seinen gegenwärtigen Kräften immer die ihm bestmögliche Reaktion wählt. (›Bestmöglich‹ ist nicht gleichbedeutend mit ›objektiv richtig‹; es handelt sich vielmehr um das Resultat eines oft unbewußt gesteuerten Versuchs, das Bestmögliche zu verwirklichen. Das Ergebnis kann u. U. eine Krankheit, ein sozial auffälliges Verhalten oder ein Rückzug zum Zwecke des Selbstschutzes sein. Nach jeder neuen Erfahrung kann sich dies wieder grundlegend ändern.) So wählt auch unser Organismus in jedem Moment die ihm bestmögliche Antwort auf innere und äußere Stressoren. Was heißt nun ›bestmöglich‹? Bestmöglich in seinem *quantitativen* Aspekt heißt Überleben. Wenn wir zur Pyramide zurückgehen und uns den physi-

---
* Vgl. F. Debats, SYNDROMSHIFT in: Homœopathic Links 1/92, S. 32-34

schen Körper unter dem Aspekt des Überlebens ansehen, sehen wir, daß lebenswichtige Organe wie das zentrale Nervensystem, Herz und Nieren oben und die weniger wichtigen wie Haut und Skelettsystem unten placiert werden müssen. Ob ein Organ als lebenswichtig gilt, richtet sich zum einen nach seiner Unabdingbarkeit und zum anderen nach der Empfindlichkeit bzw. Regenerationsfähigkeit desselben. So sind paarige oder gut regenerationsfähige Organe wie die Nieren und die Leber weiter unten zu placieren als z. B. Herz und Nervensystem [Vgl. Abb. 4].

Bei der Beurteilung des *qualitativen* Aspekts betreten wir schon mehr philosophische Gebiete. Ein Verständnis davon ist jedoch absolut notwendig, wenn wir Krankheitsverläufe innerhalb der geistig-emotionalen Sphären des Menschen beurteilen wollen. Machen wir uns keine Gedanken darüber, so werden wir unreflektiert das Weltbild übernehmen, das uns von Autoritäten (Eltern, Lehrern, Priestern, peer-groups usw.) vermittelt wurde, und unser Handeln nach diesen Kriterien ausrichten. Wenn wir die Werte einer materialistisch orientierten Gesellschaft übernehmen, wird das Bruttosozialprodukt Maßstab unserer Therapie: In einem perfekt laufenden Räderwerk sind Krankheit und Tod Störenfriede, die es zu besiegen gilt; je schneller der Patient wieder am Arbeitsplatz steht und sich still in die Ehe- und Familienstruktur einfügt, desto erfolgreicher war die Therapie. Wir müssen fairerweise der Schulmedizin zugestehen, bei dieser Zielsetzung — zumindest kurzfristig — meist die erfolgreichere Methode zu sein.

Wenn wir allerdings unsere Augen nicht vor der Tatsache verschließen, daß weder Tod noch Krankheit als Erscheinung an sich je ›besiegt‹ wurden, kommt dieser Heilungsanspruch doch etwas ins Wanken. Betrachten wir darüber hinaus den Menschen als ein Wesen, das auf dieser Welt nur vorübergehend gastiert, erscheinen neue Fragezeichen: können wir Krankheit und Gesundheit allein nach weltlichen Kriterien beurteilen? Die Frage erhebt sich, ob Gesundheit in ihrer höchsten Art ohne ›Religio‹, ohne Besinnung auf und Rückbindung an die ›großen Zusammenhänge‹, überhaupt möglich ist. Krankheit und Tod können so eine neue Bedeutung erhalten. Die Frage, *ob* und wann der Tod eintritt, verblaßt dann angesichts der Frage, *wie* das Leben bis zum Tode, wie das Sterben selbst erlebt wird.

Wir müssen also nach neuen Kriterien suchen, wenn wir dem Menschen über ein reines Überleben und Funktionieren hinaus helfen wollen. Wenn das Überleben garantiert ist, aber auch, wenn eine Krankheit nicht mehr heilbar ist, sehen wir uns mit der *Sinn-*

frage konfrontiert: Was ist der Sinn des Lebens, was der Sinn der Krankheit? Da auch diese Fragen wiederum nur individuell beantwortet werden können, scheint eine Definition der Gesundheit als ›Grad der Freiheit, sein persönliches Leben kreativ zu leben und zu entfalten‹, sinnvoll. Dazu gibt es in verschiedenen Kulturen verschiedene Formulierungen: Im Christentum würde es heißen, ›seiner Bestimmung nachzukommen‹, im Osten ›sein Karma zu erfüllen‹ und bei den Indianern ›seinen Traum wach zu tanzen‹.

Wenn wir dies als Ziel ansehen, ist es Aufgabe der Therapie, mit dem Patienten die Voraussetzungen zu schaffen, die es ihm ermöglichen, seinen Weg zu gehen (den er selber gehen muß!) und Wandlungen zu durchlaufen, um wieder ein Leben in Freiheit und Verantwortung zu leben. Es ist durchaus möglich, daß ein Mensch mit einer Behinderung, z. B. einer Lähmung, seinen ›Traum‹ verwirklichen kann (die Behinderung gehört dann zu seinem Leben, und mit ihr all die Erfahrungen, die er nur in dieser Perspektive machen kann). Ein Mensch im Rollstuhl kann somit ›gesund‹ werden, während ein Depressiver trotz seines gesunden Körpers in seiner ›Freiheit zur kreativen Selbstentfaltung‹ viel stärker eingeschränkt ist: er kann nicht unter die Leute gehen, er kann nicht telefonieren, nicht lesen, er sieht die Blumen, aber das Gesehene erreicht nicht seine Seele, er kann weder Zuneigung ausdrücken noch empfangen.

Im weitesten Sinne sagt uns also das Heringsche Gesetz, daß nach einer richtigen Behandlung

a) unser Überleben gesichert wird,

b) unsere Fähigkeit bzw. die Freiheit, unser individuelles Leben zu leben zunimmt und

c) die Symptome sich dabei von wichtigen zu weniger wichtigen Bereichen bewegen.

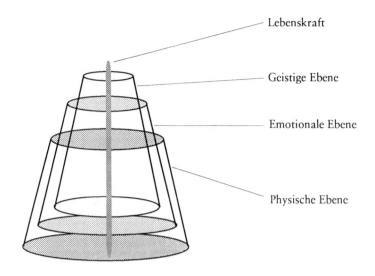

ABB. 1: DIE SEINS-EBENEN DES MENSCHEN
(nach George Vithoulkas)

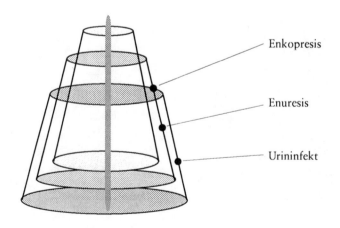

ABB. 2: DIE HIERARCHIE DER KRANKHEITEN
(siehe Text)

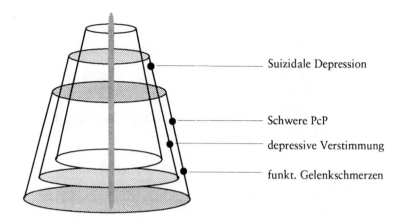

ABB. 3: DIMENSION DER INTENSITÄT

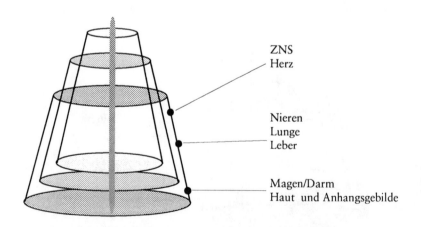

ABB. 4: HIERARCHIE DER ORGANE

EINFLUSS VON STRESSOREN

Gesundheit ist kein statischer Zustand. Leben ist charakterisiert durch Bewegung, durch zyklische Bewegung. Alles, was sich nicht mehr bewegt, was statisch wird, erstarrt und nähert sich dem Tode. Gesundheit ist ein *dynamisches Gleichgewicht*. Die gesunde Auseinandersetzung des Individuums mit seiner Umwelt führt zu einem vorübergehenden Ungleichgewicht, welches ein gesunder Organismus überwinden kann [vgl. Abb. 5] Auf einen inneren Streß (z. B. Schuldgefühle, Angst, Ärger etc.) oder eine äußere Belastung (Trauma, Intoxikation, Beleidigung etc.) reagiert der Organismus in der besten ihm möglichen Weise durch Adaption. Der Mensch sucht durch seine Krankheit ein neues dynamisches Gleichgewicht mit seiner Umwelt und Lebenssituation zu erreichen. Dies ist nicht optimal, entspricht aber seiner jetzt bestmöglichen Reaktion. In diesem Sinne ist die Krankheit das äußere Zeichen eines, im Falle eines chronischen Leidens, vergeblichen Heilungsversuchs des Organismus. Dabei ist der Organismus bestrebt, den neuen Stressor abzuwehren bzw. sich so weit zu adaptieren, daß sich die Störung möglichst weit vom ›Zentrum‹ manifestiert [vgl. Abb. 6]. Vergegenwärtigen Sie sich das Bild eines Mannes, der strauchelt und sein Gleichgewicht verliert. Um nicht zu stürzen, klammert er sich an alles, was er gerade zu fassen kriegt. Die hierbei umgestoßenen und heruntergerissenen Gegenstände sind die äußeren, sichtbaren Zeichen seines Versuchs, das Gleichgewicht zu wahren (›Heilungsversuch‹).[*]

Ein gesunder Organismus wird auf eine Beleidigung seinen Ärger ausdrücken und sein vorheriges Gleichgewicht zurückfinden. Ein schwächerer Organismus kann auf den gleichen Stressor eine physische Reaktion, z. B. einen grippalen Infekt, oder, wenn die Störung noch schlechter abgewehrt werden kann und somit tiefer eindringt, gar eine Depression mit Selbstzweifeln und Ängsten entwickeln. Abb. 6 soll illustrieren, wie ein Organismus, je nach Stärke der Lebenskraft, auf einen physischen, emotionalen oder geistigen Stressor auf einer oder allen drei Ebenen reagieren kann. Auf einen einfachen Fußtritt erwarten wir eine lokale Reaktion, z. B. ein Hämatom. Je nach Zustand des Organismus kann die (Abwehr-)Reaktion des Organismus jedoch tiefere Schichten des

---

[*] Die ›Symptome‹, die durch einen reinen Sturz (ohne Gegenwehr) entstehen, entsprechen dabei der Pathologie, zeigen keinen individuellen Charakter und sind somit homöopathisch uninteressant.

Menschen einbeziehen: vielleicht entwickelt sich ein Infekt mit Fieber, oder das Trauma spiegelt sich gar auf der emotionalen Ebene wider. Dies ist der Fall, wenn der Betroffene den Fußtritt ›persönlich‹ nimmt, sich dadurch gekränkt und mißachtet fühlt. Die gleiche Betrachtungsweise können wir bei einem Trauma auf emotionaler Ebene anwenden. Als Reaktion auf einen nicht adäquat verarbeiteten Kummer kann eine körperliche Krankheit auftreten; es kann sich aber auch eine tiefe Depression entwickeln; möglicherweise erfolgt sogar eine Verschiebung der Werte und des Bezugssystems auf geistiger Ebene, in dessen Folge sich der oder die Betroffene plötzlich verfolgt fühlt, wie wir später in einem Fall noch sehen werden. Wir können diese Fähigkeit zur Abwehr auch mit dem Besuch eines Vertreters vergleichen, der uns etwas Unerwünschtes aufschwatzen will. Einem selbstbewußten, kräftigen Menschen wird es leichtfallen, seinen Willen an der Haustüre kundzutun und den Vertreter abzuweisen. Ein weniger selbstbewußter Mensch wird ihn nicht daran hindern können, sein Produkt auszupacken und vorzuführen und wird vielleicht erst fähig sein, ein unmißverständliches ›Nein‹ zu äußern, wenn der Vertreter bereits bis ins Wohn- oder gar Schlafzimmer vorgedrungen ist. Umgekehrt kann ein starker Organismus selbst schwerste Stressoren wie z. B. große Verluste oder Veränderungen der gesamten Lebensstruktur mit kurzen und peripheren Manifestationen eines vorübergehenden Ungleichgewichts verarbeiten, vielleicht in einem kürzer dauernden febrilen Infekt, der ihm auch die Möglichkeit zur Ruhe und Adaption verschafft.

Wird die bestmögliche Antwort auf diese Stressoren durch äußere Maßnahmen verhindert, ist der Organismus gezwungen, die nächstbeste Möglichkeit zu wählen. Wenn ein überarbeiteter Manager durch Kopfschmerzen auf das Mißverhältnis zwischen Ruhe und Arbeit aufmerksam gemacht wird und dieses Symptom durch Analgetika chronisch unterdrückt, muß sich der Organismus auf einer tieferen Ebene an den Streß und die suppressive Therapie adaptieren und wird vielleicht ein Magengeschwür produzieren. Für manch einen führt dann erst die Abgeschiedenheit einer Intensivpflegestation nach erfolgtem Herzinfarkt zur benötigten Ruhe und Besinnung.

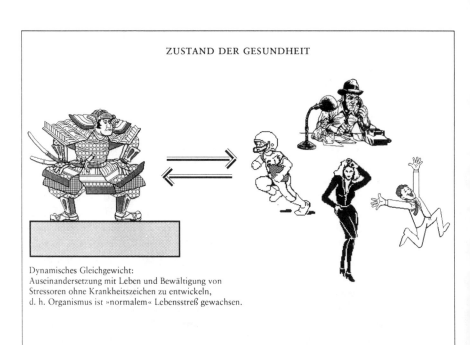

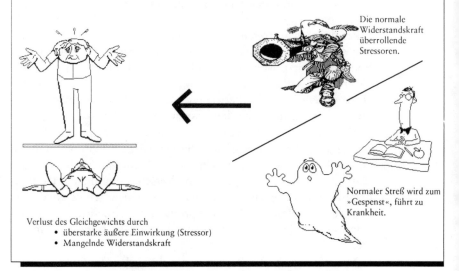

ABB. 5: GESUNDHEIT ALS DYNAMISCHES GLEICHGEWICHT

EBENEN DER GESUNDHEIT

Wenn wir die Krankheiten unserer Patienten studieren, erkennen wir, daß bestimmte Menschen sich in einem bestimmten Bereich von Krankheiten bewegen. Wir haben Patienten, die uns immer wieder wegen akuter Erkrankungen aufsuchen, welche bei anderen gänzlich fehlen. Diese wiederum leiden ebenfalls immer wieder an den gleichen (z. B. degenerativen chronischen) Krankheiten. Wir können uns vorstellen, daß jedes Individuum, vergleichbar einem Radio, nur für einen ganz bestimmten Bereich von Krankheiten empfänglich ist. Die Bandbreite bzw. Frequenz wird durch die Stärke oder Schwäche unserer Lebenskraft bestimmt. Wie beim Tuning des Radios hören wir in einem bestimmten Frequenzbereich mehr oder weniger scharf einen Sender, der beim Weiterdrehen herausfällt, bis wiederum ein neuer Sender empfangen werden kann. So können wir bei relativ guter Abwehrlage für akute Infektionskrankheiten empfänglich sein, bei schlechter Abwehrlage für chronische degenerative Erkrankungen oder tiefere psychische Leiden [vgl. Abb. 7]. Wir können beobachten, daß ein Mensch mit Depressionen oder gar psychotischen oder schwer degenerativen Leiden selten bis nie an akuten grippalen Infekten mit ausgeprägtem Fieber erkrankt. Ebenso häufig ist beobachtbar, daß nach erfolgreicher Therapie und Besserung des chronischen Leidens wieder häufiger, oft nach 10-12 Jahren erstmals wieder, fieberhafte Erkrankungen auftreten. Psychotiker sind bekannt für ihre scheinbar ›starke Widerstandskraft‹, die sie vor praktisch allen üblichen Infekten schützt. Mir ist der Fall eines Psychotikers bekannt, der, als er an einer Pneumonie erkrankte, vollkommen von seiner Psychose geheilt war. Nach erfolgreicher antibiotischer Therapie der Pneumonie kehrte er in seinen psychotischen Zustand zurück.

Was wir bei unseren Patienten feststellen können, ist, daß nach erfolgreicher homöopathischer Therapie oft ein ›Sprung‹ in ihrem Gesundheitszustand erfolgt. Umgekehrt kann durch schwere traumatische Einflüsse eine sprunghafte Verschlechterung des Gesundheitszustandes eintreten. So können nach einem schweren Verlust oder einem Unfall plötzlich Symptome auftreten, die neu sind und einer schwereren Krankheit entsprechen als die früheren Symptome.

Das vorsorgliche Vermeiden von ›schädlichen Einflüssen‹, sei es in der Nahrung oder im Lebensstil, hat daneben einen begrenzten Effekt. Wir alle kennen das Gefühl, das ein Mensch haben muß, der sich in allem einschränkt, der sich gesund ernährt, genügend schläft, Stimulantien meidet, und dann auf den rauchenden und saufenden Schlemmer trifft, der das Nachtleben in vollen Zügen genießt und trotzdem nicht von all den Leiden und Bresten geplagt wird. Das scheint ungerecht und straft den ganzen Gedanken der Prävention Lüge. Ist es denn wie in diesem Witz, in dem der Arzt seinem Patienten all das verbietet, was im Leben soviel Freude macht und auf die Frage des Patienten, ob er durch diesen Verzicht dann wenigstens sein Leben verlängern könne, antwortet: ›Nein, aber es scheint länger‹?

Wie können wir dies verstehen? Schauen wir uns noch einmal unser Radio mit den verschiedenen Frequenzbereichen an. Jede dieser Bandbreiten entspricht einem bestimmten Gesundheitsniveau. Je nach Stärke unserer Lebens- und Abwehrkräfte sind wir empfänglich für einen bestimmten Bereich von Krankheiten.

Innerhalb dieses Frequenzbereiches können wir unser Wohlbefinden durch äußere Umstände positiv oder negativ beeinflussen. Eine gesunde Ernährung, genügend Schlaf, das Meiden toxischer Einflüsse kann uns innerhalb unseres Bereiches relativ symptomfrei machen oder zumindest die Symptome lindern. Das Problem ist, daß beim kleinsten Diätfehler, Schlafmangel etc. die alten Symptome wiederkehren. Dies zeigt, daß wir durch unsere Maßnahmen die Gesundheitsebene bzw. die Frequenz nicht verändern konnten. Erst wenn es uns gelingt, ein höheres Niveau der Gesundheit zu erreichen, wechselt das Krankheitsmuster, und selbst bei ungünstiger Lebensweise treten die alten Symptome nicht mehr auf. Was bewirkt nun einen Wechsel dieser Gesundheitsebenen bzw. Frequenzen? Auf therapeutischem Gebiet sind es Behandlungen, die im energetischen Bereich oder darüber hinaus wirksam sind. Dazu gehören Therapien wie die Homöopathie, Akupunktur oder auch eine gut verlaufende Psychotherapie oder eine Geistheilung. Aber auch einschneidende Lebenserfahrungen können einen solchen Sprung katalysieren. In die negative Richtung kann sich unsere Gesundheit bewegen durch suppressive Behandlung, traumatische Lebenserfahrungen oder chronisch schädigende Lebensweise. Andere Einflüsse wie Bakterien, Klima, Allergene sind lediglich fähig, Krankheitszeichen innerhalb einer Ebene auszulösen. Sie schaffen nicht eigentlich Krankheit, sondern lassen eine vorbestehende Schwäche oder Empfänglichkeit manifest werden. Wie stufen wir nun Heilverfahren wie Phytotherapie, Diätkuren und Massagen ein? Der primäre Ansatzpunkt dieser Therapien liegt im physisch-materiellen Bereich. Da gibt es den pharmakologischen Effekt der Pflanzenwirkstoffe, die Substitution bzw. Elimination von Nahrungsbestandteilen und das knetende Einwirken auf den physischen Körper. Diese Therapien als solche bewirken eine Verbesserung unserer Gesundheit innerhalb eines Bandbereiches. Ihr Effekt ist nicht zu unterschätzen, ist die Möglichkeit eines spontanen Sprunges auf eine höhere Gesundheitsebene doch wahrscheinlicher, je näher wir dem neuen Frequenzbereich sind [vgl. Abb. 7]. Gelegentlich können aber auch durch diese Verfahren echte Heilungen erzielt werden. Das ist wohl so zu erklären, daß, je nach Einstellung bzw. Heiler, mittels dieser Therapieformen auch höhere Ebenen unseres Organismus erreicht werden können. So kann eine Massage vom reinen Muskelkneten über psychische Entspannung bis zur Geistheilung alles enthalten. Nicht selten wird mit einer neuen Ernährung auch gleich die ganze Lebensphilosophie verändert, und je nachdem, wie einschneidend die Diätvorschriften sind, erfolgt dadurch auch eine echte Verschiebung im Freundeskreis — man kann ja nicht mehr mit jedem am Tisch sitzen. Wenn die Ernährung bei einem Menschen allerdings so sehr in den Vordergrund rückt, daß er beim Aufwachen schon daran denkt, was er wie kochen und wo einkaufen soll, wenn sie also zum Selbstzweck wird, müssen wir uns auch fragen, ob die Ernährung unterdrückend wirkt. Denn: Wir sind nicht hierhergekommen, um uns gesund zu ernähren (außer vielleicht ein paar Ernährungsforscher), sondern wir benötigen unsere Gesundheit, um das zu tun, wozu wir herkamen!

ABB. 6: **Herings Gesetz** – was bedeutet dies?

1. Der Organismus wählt in jeder Situation stets die ihm bestmögliche Antwort.
2. Die bestmögliche Antwort ist diejenige, die die Störung möglichst weit vom »Zentrum« manifestiert.
3. Wird die bestmögliche Antwort durch äußere Maßnahmen verhindert, wählt der Organismus die nächstbeste Möglichkeit.

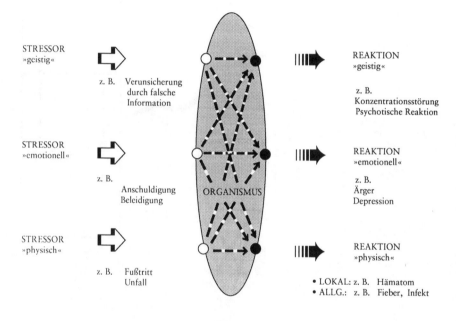

ABB. 7: EBENEN DER GESUNDHEIT UND SYNDROMSHIFT

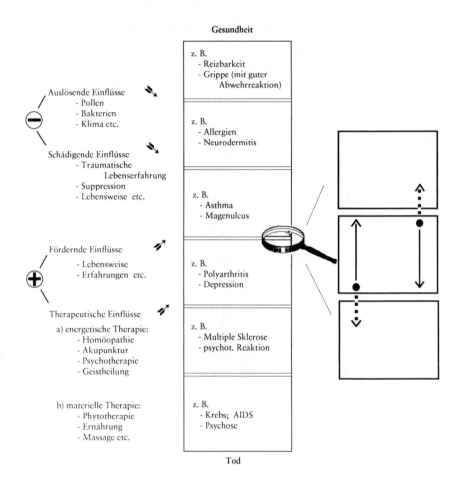

Die Bandbreiten oder Frequenzbereiche der Gesundheit (Erklärung siehe Text). Die Krankheitsnamen in der Abbildung sind lediglich Beispiele zur Illustration. Ob und wieweit es eine fixe Rangordnung gibt und ob eine solche der dargestellten hierarchischen Reihenfolge entspricht, müßte erst untersucht werden.

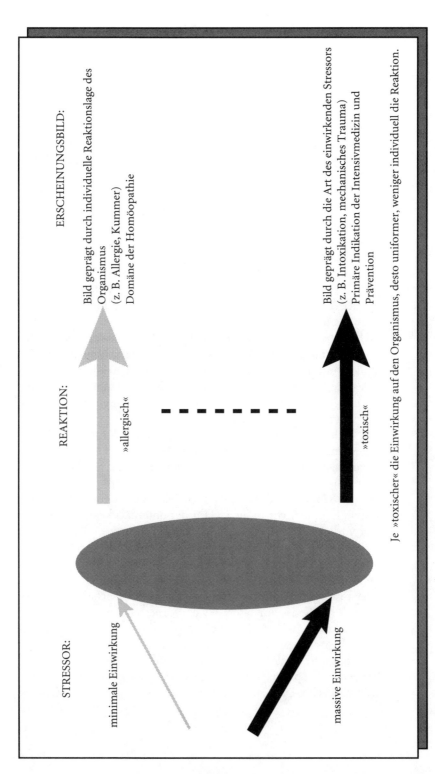

ABB. 8: REAKTION IN ABHÄNGIGKEIT VOM STRESSOR

SUPPRESSIVE THERAPIE

Wir haben gesagt, daß eine unterdrückende Behandlung dem Organismus die Möglichkeit nimmt, die von ihm gewählte bestmögliche Kompensation vorzunehmen. Eine suppressive Therapie wird also die Manifestation von Krankheitssymptomen auf einer bestimmten Ebene unterdrücken. Da diese Symptome Stabilisatoren sind im Versuch, ein neues Gleichgewicht zu finden — vergleichbar den Beinen eines Stuhles — muß der Organismus nach Entfernen eines Beines das Gewicht auf ein anderes verlagern. Wenn es dabei zu einer Verlagerung der Symptome auf eine tiefere Ebene kommt, bezeichnen wir dies als Suppression. Von Verschiebung (Disruption) der Krankheit sprechen wir, wenn der Symptomshift innerhalb der gleichen Ebene geschieht (ein Symptom wird durch ein anderes von ähnlichem Schweregrad ersetzt). Um ein der Situation angepaßtes Gleichgewicht zu finden, produziert der Organismus also ein neues Symptom auf der gleichen oder einer tieferen Ebene. Auf einer höheren Ebene ist es ihm nicht möglich, da ihm dazu die nötige Kraft fehlt.

Unterdrücken können wir grundsätzlich mit jeder Art von äußerer oder innerer Einwirkung auf die Lebenskraft. Angefangen vom Willen, mit dem wir etwa unsere natürliche Aggression oder Trauerreaktion stoppen, über gut ausgewählte homöopathische Mittel bis hin zu den potenten chemischen Medikamenten eignet sich alles zur suppressiven Behandlung. Natürlich läßt sich mit letzteren viel leichter unterdrücken, doch das wichtigste Kriterium für eine unterdrückende Therapie ist weniger die Art der Therapie als vielmehr die Art ihrer Anwendung. Wo immer wir auf ein lokales Symptom ausgerichtet sind, das wir um jeden Preis zum Verschwinden bringen wollen, und dabei die Ganzheit des Patienten außer acht lassen, kommen wir in die Gefahr der unterdrückenden Therapie. Der vorliegende Fall ist ein gutes Beispiel dafür.

Gibt es dazu noch Fragen? Die ROLLE VON UMWELTGIFTEN und Amalgam? Das Prinzip bleibt sich immer gleich. Wir müssen bei einem äußeren Stressor immer unterscheiden: Handelt es sich um eine auslösende Ursache oder um eine echte Ursache? Eine auslösende Ursache ist nur fähig, etwas Vorbestehendes manifest werden zu lassen, während eine echte Ursache zu einer Schwächung der Lebensenergie und dadurch zu einem neuen Krankheitsmuster führen kann. Auslösende Ursachen werden immer nur bei einem Teil, eben den prädisponierten Individuen, Symptome hervorrufen, während echte Ursachen in allen oder wenigstens in der Mehrheit der Fälle Reaktionen provozieren. Je massiver die äußere Einwirkung ist, desto uniformer wird auch die Reaktion der einzelnen Individuen sein. Bei einem Sturz aus dem 1. oder 2. Stockwerk werden alle Betroffenen (mindestens) Knochenbrüche und Weichteilprellungen davontragen. Dies ist auch der Grund, weshalb wir hier *Arnica* klinisch verschreiben können und meist nicht weiter zu individualisieren brauchen. Wenn der äußere Stressor eine bestimmte Stärke überschreitet, überrollt er schlichtweg die individuelle Ausdrucksweise, und die Reaktion des Organismus ist weniger geprägt durch die individuelle Lebenskraft als vielmehr durch die Art des einwirkenden Stressors. Bei der Allergie haben wir als Stressor z. B. die Pollen. Diese werden nur bei entsprechender Disposition, eben bei allergischen Individuen, eine Reaktion hervorrufen können. Die Reaktion kann, je nach Individuum, sehr vielgestaltig ausfallen. Hier ist die Homöopathie eine Therapie der Wahl und hat auch gute Erfolge vorzuweisen. Auf der anderen Seite der Skala haben wir die Einnahme von toxischen Dosen. Der äußere Stressor ist z. B. ARSEN. Wenn jeder hier im Raum eine bestimmte Menge ARSEN zu sich nimmt, werden wir alle mit mehr oder weniger deutlichen ARSEN-Symptomen darniederliegen. Individuelle oder konstitutionelle Merkmale werden dabei, wenn überhaupt erkennbar, im Hintergrund stehen [vgl. Abb. 8]. Hier ist die Domäne der mechanisch orientierten Intensivmedizin und Chirurgie; die Indikation der Homöopathie wirkt in diesem Fall höchstens unterstützend. Wenn wir über Umweltgifte sprechen, müssen wir immer untersuchen: Wirken sie eher in ›allergischen‹ oder eher in toxischen Konzentrationen auf den Organismus ein? Dasselbe gilt für Amalgam. Zweifellos kann das Quecksilber im Amalgam einen Stressor für den Organismus darstellen. Auf der anderen Seite ist unser Organismus mit Organen und Mechanismen ausgerüstet, die uns helfen, mit einem gewissen Ausmaß von äußerem Streß umzugehen. Ja, mehr noch, gewisse Enzyme in der Leber brauchen z. B. diese Stimulation, um in genügender Konzentration vorhanden zu sein; eine minimale Exposition gegenüber radioaktiver Strahlung z. B. scheint für Gesundheit und Überleben besser zu sein als ihr völliges Fehlen.[*] Das bloße Vorhandensein von äußeren Stressoren, seien es Umweltgifte, schädliche Nahrungsbestandteile oder kränkende Attacken von einem ›bösen‹ Chef oder Partner, sollten uns nicht dazu verleiten, alles mögliche aus dem Umfeld des Patienten zu eliminieren. Damit würden wir ihn unweigerlich in einen Glaskasten

---

[*] Vgl. K. Robinson; HORMESIS, Homœopathic Links 1/92, S. 14f

stellen, und sollte er diesen je wieder verlassen, könnten wir sicher sein, daß er durch den kleinsten Luftzug, durch eine kritische Bemerkung oder durch ein Glas Wein erkranken würde. Umfeldsanierung, d. h. die Elimination von äußeren Stressoren, ist vor allem da angezeigt, wo die Stärke bzw. Konzentration des Stressors sich im toxischen Bereich befindet. Je toxischer oder mechanischer die äußere Einwirkung ist, desto uniformer wird die Reaktion des Organismus sein, und um so wichtiger sind mechanisch-chemische Therapie und Umfeldsanierung.

Die BEDEUTUNG VON KREBS? Um darauf zu antworten, muß ich wiederum etwas weiter ausholen. Bei üblicherweise zum Tode führenden Krankheiten läßt sich die Sinnfrage von Leben und Krankheit noch weniger ausklammern als bei den anderen Erkrankungen. Laßt uns davon ausgehen, daß es der Sinn unseres Lebens ist, unsere individuelle Lebensaufgabe zu erfüllen bzw. unsere einmal gewählten Erfahrungen und Lehrstücke zu leben. Ein Teil in uns, die Seele, das Höhere Selbst, oder wie diese Instanz in verschiedenen Kulturen auch immer genannt wird, weiß um diese unsere Lebensaufgabe und versucht über die sogenannte ›innere Stimme‹ mit uns in Kontakt zu bleiben. Dem entgegen stehen leider all die Programme, die wir von frühester Kindheit an lernen und die mit unserer wirklichen Aufgabe überhaupt nicht übereinstimmen müssen. Üblicherweise sind diese Programme, die uns von Eltern, Gesellschaft, Kirche, Lehrern etc. eingegeben wurden, dominanter als die feine innere Stimme, und so beginnen wir unter Umständen ein Leben zu führen, das der Umgebung zwar sehr wohlgefällig, aber eben nicht unser eigenes ist. Wenn wir nicht tun, wozu wir herkamen, und diese Abweichung von unserem eigentlichen Lebensweg wesentlich ist, sucht sich die Seele verstärkt Gehör zu verschaffen. Dazu hat sie drei Möglichkeiten: den Traum, den Tagtraum und die Symptome. Während die innere Stimme noch Klartext sprach, sind diese drei Ausdrucksweisen nun symbolisch verschlüsselt. Alle drei aber können uns Hinweise geben, welche Richtung unser Leben nehmen sollte, um wieder im Einklang mit unserem Innersten oder Höchsten zu sein. Gewöhnlich treten zuerst Symptome auf, die symbolisch auf das Problem hinweisen. Beispiele: Beklemmung und Druck in Hals und Brust bei nicht ausgedrückter Trauer; Magenbrennen bei verschlucktem Ärger etc. Dieses Stadium der Krankheitsentwicklung ist vergleichbar mit der Leitplanke an der Fahrbahn. Solange wir auf unserer ›Lebensstraße‹ den richtigen Kurs einhalten, nehmen wir die Leitplanken kaum wahr. Weichen wir jedoch von unserer Spur ab oder fahren wir unverändert weiter, wo unsere Straße plötzlich eine Krümmung zeigt, kommt die Leitplanke in unser Gesichtsfeld, und wenig später weckt uns das Knirschen der Karosserie auf. Noch sind nur Lackschäden und Beulen zu beklagen, noch ist der Schaden ›funktionell‹, ein Weiterfahren möglich. Erfolgt jedoch keine Korrektur des Kurses, verstärken sich die Symptome und beginnen ein Weiterfahren in die beabsichtigte Richtung zu erschweren oder schließlich zu verhindern. Das Auto steuert dann frontal auf die Leitplanke zu. Der Konflikt manifestiert sich als Krankheit. Ein paar Beispiele: Vaginalinfekt bei innerer sexueller Ablehnung des Partners wegen ungelöster Konflikte; Herzinfarkt beim ›Ohne-mich-geht's-nicht‹-Manager etc. Bei Krebs oder anderen tödlichen Krankheiten steht unser Auto senkrecht zur Leitplanke. Ein Weiterfahren ist nur noch möglich bei einer Kehrtwendung von mindestens 90 Grad, also einer Wende im Leben, die für alle ringsum deutlich sichtbar wird. Wegen seiner inneren Zwänge und Ängste war dies für den Patienten bisher nicht möglich. Eine psychosomatische Studie hat einmal gezeigt, daß es sich bei Krebskranken meist um die ›weißen Lämmer‹ der Familie handelte, während die ›schwarzen Schafe‹ nicht an Krebs (dafür an anderem) erkranken. Die Krankheit dient generell als Wegweiser oder Leitplanke, enthebt uns darüber hinaus aber auch der Verantwortung, indem sie aus dem ›ich will‹ ein ›ich muß‹ oder ein ›ich kann nicht‹ macht. Die überarbeitete Sekretärin ›muß‹ dann wegen der Grippe zu Hause ruhen und braucht so nicht auf notwendige Ferien zu pochen. Die Krankheit nimmt ihr jedoch auch ihren persönlichen Freiraum, indem sie statt mit einem Drink am Strand nunmehr mit bitterem Kräutertee und Socken im Bett liegen muß. Ich erinnere mich an eine Patientin, die fünf Jahre nach der Brustamputation wegen eines Mammakarzinoms Knochenmetastasen entwickelte. Nachdem sie die Diagnose erfahren hatte, sagte sie: »Mußte ich so krank werden, damit die endlich begreifen?« Mit ›die‹ ist ihre Familie gemeint, für die sie sich ein Leben lang aufgeopfert hatte und die sie ohne jeden Respekt behandelte. Die Patientin ist dann gestorben. Ich stelle mir vor, daß es, von der höheren Warte der Seele aus gesehen, einen Punkt gibt, wo es sinnvoll erscheint, den Körper zu wechseln und neu anzufangen. Der Tod könnte somit eintreten, wenn wir entweder unser Lebensziel bereits erreicht haben und es an der Zeit ist, neu auszuwählen, oder wenn es uns nicht mehr möglich ist, unsere Aufgabe zu erfüllen.

THEMA II:
DIFFERENTIALDIAGNOSE SCHWÄCHEZUSTAND UND KOLLAPS

Wenn Sie jemanden besuchen müssen oder wenn jemand zu Ihnen in die Praxis kommt, der in einem halb kollabierten Zustand ist, an welche Mittel denken Sie in erster Linie? CAMPHORA, VERATRUM, CARBO VEGETABILIS, TABACUM ... ein wichtigeres noch: ARSENICUM. Es gibt natürlich noch viele mehr, z. B. PULSATILLA mit dem Ohnmächtigwerden beim Stehen in Menschenmengen usw. Aber bei diesem kollabierten Zustand denken wir zuerst an diese Mittel.

FALL 2

(A.): Du kamst vor einiger Zeit in einem sehr akuten Zustand zu mir. Kannst Du mir erzählen, wie es Dir damals ging?
(P.): Also, es ging mir schlecht. Am Tage vorher hatte ich ein Pilzgericht gegessen, spürte an diesem Tage noch nichts, aber am anderen Morgen, als ich aufwachte, hatte ich unglaubliche Bauchkrämpfe, ich mußte mich so zusammenkrümmen, und ich dachte, ich muß sterben, weil es einfach schon so lange her war, seit ich eben diese Pilze gegessen hatte.
(A.): Ist es erst am Morgen gekommen, oder hast Du in der Nacht auch schon etwas gespürt?
(P.): Nein, ich habe überhaupt nichts gespürt in der Nacht, aber am Morgen, und zwar erst, als ich dann wirklich auf war und schon im Büro war, da kam das, so wellenartige Krämpfe, die mich zusammenkrümmten.
(A.): Hattest Du noch andere Symptome?
(P.): Ja, es war mir natürlich schlecht, ich mußte erbrechen, ich hatte Durchfall, ich war völlig schwach, hatte Schweißausbrüche, konnte mir gar nicht vorstellen, wie ich laufen sollte.
(A.): Du hattest ja auch recht Mühe, schon nur die Treppen hochzusteigen.
(P.): Ja, ganz genau. Ich mußte richtig geführt werden, es war eine gewaltige Anstrengung.
(A.): Du kamst dann an, schwer atmend, sehr, sehr schwach und hinfällig. Dein ganzer Allgemeinzustand war recht reduziert. Du

wirktest auch sehr unruhig und warst sichtlich erleichtert, daß Du gleich kommen konntest. Du hattest kühlen Schweiß, warst sehr bleich. Und als ich den Bauch untersuchte, war dieser diffus druckdolent. Ich habe Dir dann gleich ein Mittel gegeben — kannst Du sagen, wie es darauf ging?
(P.): Also, was als erstes, was fast sofort eintraf, war, daß ich nicht mehr dachte, ich müsse jetzt sterben. Die Angst war als erstes weg. Und innerhalb, ich glaube, von einer halben Stunde, hatte ich dann schon keine Krämpfe mehr, und es hat sich langsam gelegt. Und ich fühlte mich dann auch — ich sagte, glaube ich, eigentlich könnte ich jetzt wieder arbeiten gehen.
(A.): Ja, Du wolltest gleich wieder arbeiten gehen. Auch die Schwäche hat sich dann rasch gebessert.

Was sind die wichtigen Symptome in diesem Fall? Angst zu sterben, Unruhe, Pilze als Auslöser der Krankheit, Schwäche, Schweiß, kalter Schweiß, Durchfall, und da speziell: Durchfall mit Erbrechen. Wo finden wir das im Kent? Es gibt eine Rubrik im Kent auf Seite 532:»Erbrechen während Durchfall«. Dort haben wir ARGENTUM NITRICUM, ARSENICUM, GAMBOGIA und VERATRUM. GAMBOGIA ist ein Mittel, das vor allem bei älteren Leuten mit chronischen Durchfällen angezeigt ist. ARGENTUM NITRICUM hat bei Magen-Darm-Beschwerden oft ein sehr ausgeprägtes Aufstoßen, und wann hat ARGENTUM NITRICUM den Durchfall? Nach Süßigkeiten und bei Aufregung. Paßt ARGENTUM NITRICUM auf diese mehr kollabierten Zustände? Nein.

In der Rubrik »Kollaps« [K 1350] ist ARGENTUM NITRICUM nicht dabei. Unter »Kollaps nach Durchfall« [ebd.] finden wir dreiwertig ARSENICUM und VERATRUM, außerdem CAMPHORA und CARBO VEGETABILIS. Wie sieht der Kollaps bei CAMPHORA aus, was ist das Charakteristische bei einem CAMPHORA-Kollaps? Kälte und kalten Schweiß haben alle diese Mittel. Das ganz Charakteristische ist:»Eiseskälte, aber will abgedeckt sein«. CAMPHORA ist dreiwertig unter »besser durch Abdecken« [K 1275] und zweiwertig unter »schlimmer durch Wärme« [K 1412]. Und wo kommt CAMPHORA oft vor, wo ist es ein wichtiges Mittel? Bei der Cholera. Sind Erbrechen und Durchfall sehr ausgeprägt bei CAMPHORA? Sie sind spärlich, wie auch bei ARSENICUM. Also, die Menge des Erbrechens und des Durchfalls ist eher klein. Der Schweiß bei CAMPHORA ist kalt wie bei all den anderen Kollapsmitteln. Kalter Schweiß gehört ja zum Bild des Kreislaufkollaps und ist somit für die Differentialdiagnose wenig wertvoll. Der Stirnschweiß ist weniger ausgeprägt. Welches Mittel hat vor allem den Stirnschweiß? VERATRUM. Aber auch alle anderen Mittel haben Stirnschweiß. Dann gibt es noch zwei charakteristische Symptome für CAMPHORA, die sehr hilfreich sind: Die Schmerzen, die im halbbewußten Zustand schlimmer sind und besser werden, wenn der Patient daran denkt — das ist das Gegenteil von ACIDUM OXALICUM —, und die hochgezogene Oberlippe, so daß man die Zähne sieht. Charakteristisch für CAMPHORA ist auch die eigenartige Empfindung, als ob kalte Luft über den Körper striche, ganz speziell an den bedeckten Teilen.

In dieser Rubrik haben wir auch CARBO VEGETABILIS. Wie sieht der Kollaps dort aus? Auch Eiseskälte, aber Verlangen nach frischer Luft, die Patienten wollen das Fenster offen haben, wollen Luft aktiv zugefächelt bekommen. Oft ist dieser Zustand von Blähungen begleitet.

Dann ein weiteres Symptom: Die Patientin sagte, sie hatte Bauchkrämpfe, die besser waren beim Vornüberbeugen. Welches ist das Mittel? COLOCYNTHIS ist das einzige dreiwertige Mittel in dieser Rubrik [K 575]. Paßt COLOCYNTHIS auf diesen Kollapszustand? Nein.

Die Ursache wurde erwähnt — Nahrungsmittel. Das Problem ist: »Pilze« gibt es im Repertorium nicht, »verdorbene Speisen« auch nicht. Was ist dann das nächste, was wir finden? »Verdorbener Fisch« [K 1363], »verdorbenes Fleisch« [ebd.], und dann gibt es auch noch eine Rubrik »Durchfall von ranzigem Essen« [K 613] sowie »Magenkrämpfe von verdorbenem Käse« [K 517] und von »verdorbenen Würsten« [K 518]. Und wenn Sie diese Rubriken ansehen, dann fällt Ihnen auf, daß ein Mittel durch alle Rubriken ganz hochwertig durchgeht: ARSENICUM. Das ist das, was wir uns merken müssen. ARSENICUM ist das Hauptmittel bei verdorbenen Speisen.

Dann haben wir »Angst vor dem Tod«, das ist eine große, zu große Rubrik, aber es gibt dort eine Unterrubrik: »Angst vor dem Tod beim Erbrechen« [K 44]. Und da ist nur ein Mittel drin: ARSENICUM, zweiwertig. Ein Leitsymptom für ARSENICUM. Welches Mittel hat die Patientin also bekommen? ARSENICUM.

Warum nicht VERATRUM? Außer dieser letzten Rubrik geht VERATRUM durch fast alle Rubriken mit durch. Es ist auch kalt, hat auch Erbrechen während Durchfall. Aber VERATRUM hat sehr starke, von der Menge her sehr massige und sehr heftige Durchfälle. Das ist ein heftiges Würgen, ein heftiges Auswerfen des Erbrochenen. ARSENICUM hat typischerweise kleine Mengen beim Erbrechen wie auch beim Durchfall. Der Geiz von ARSENICUM wird auch in seinen Ausscheidungen sichtbar. Dann: Beide haben Durst, aber wie unterscheidet sich der Durst von VERATRUM und ARSENICUM? ARSENICUM hat Durst nach kleinen Schlucken von warmen Getränken, die üblicherweise auch bessern. Aber für ARSENICUM ist auch typisch, daß der Patient einen Schluck trinkt und dann gleich wieder erbrechen muß. Typisch für VERATRUM hingegen ist der Durst nach großen Quanten von kalten Getränken und das Verlangen danach, Eis im Mund zu halten. Und ein drittes Unterscheidungsmerkmal zwischen den beiden: VERATRUM hat nicht diese Angst, die sehr typisch für ARSENICUM ist. Die ist manchmal nicht so leicht festzustellen; der Patient kommt natürlich nicht und sagt: Ich habe Angst. Sie hat es am Telefon gesagt: »Oh, ich glaube, ich muß sterben«, in so einem halb lachenden Ton, wo man hinhören muß, um es nicht zu überhören, und als sie bei mir war, hat sie nichts mehr gesagt von Angst. Aber ich habe ihr das Mittel in der Praxis gegeben, und schon nach ganz kurzer Zeit sagte sie: »Jetzt habe ich nicht mehr so Angst zu sterben.« Man sieht es oft mehr im Gesicht der Patienten oder in ihrer Unruhe, und manchmal kann man fragen, aber sie sagen es nicht immer, denn es ist ihnen oft auch nicht bewußt.

Die Potenzierung? Ich glaube, 200. Aber man könnte auch durchaus eine höhere geben.

Es gibt noch ein wichtiges Mittel für diese choleraähnlichen Durchfälle, das wir nicht erwähnt haben. Ich habe es mal selber gebraucht. Im Sommer vor zwei Jahren war eine Grippe-Epidemie, und ich hatte ganz massiven Durchfall mit Erbrechen, und ich bin immer zwischen den Konsultationen schnell raus aufs Klo und wieder zurück. Ich habe verschiedene Mittel genommen, bis dann schlußendlich der Durchfall so richtig reiswasserähnlich war. Es gibt eine Rubrik dafür [K 643]. Schließlich bekam ich dann Krämpfe, so ein Zusammenkrampfen im Bauch und auch Wadenkrämpfe. Was ist da das Mittel? CUPRUM.

Ich habe gedacht, das ist eigentlich ein Durchfall wie bei der Cholera. CUPRUM hat dann auch sehr schnell geholfen, und so gut, daß ich machte, was man nie machen sollte: Ich habe versucht, die »verlorene« Zeit wieder aufzuarbeiten. Das war kurz bevor wir zu einem Seminar mit Vithoulkas nach Alonissos fuhren. In Alonissos hatte ich einen fürchterlichen Rückfall. Und dann war das sehr schwierig; es waren all die lieben Kollegen da, jeder hatte einen guten Vorschlag, CROTON TIGLIUM, weil es so schön gelb war usw. Aber es ging mir dann schlechter als vorher, ich hatte wieder

Durchfälle und schaffte es kaum mehr bis zum Seminarraum (man mußte da einen Hügel raufgehen), ich kam richtig außer Atem; also auch das Respirationsorgan war mitbetroffen. Und da habe ich schlußendlich George Vithoulkas gefragt, ob er mir etwas verschreiben könnte. Was er genommen hat, waren Durchfall und die gleichzeitige Anwesenheit von respiratorischen Symptomen. Ich hatte auch ziemliches Rumpeln im Bauch. Was ist das erste Mittel, das da in Frage kommt? NATRIUM SULFURICUM. NATRIUM SULFURICUM hat als wichtige Wirkungsgebiete das Gastrointestinale und die Lungen. Und mit NATRIUM SULFURICUM habe ich mich dann auch recht schnell erholt.

Also, CUPRUM sollte man nicht vergessen, wenn bei derartigen Zuständen in irgendeiner Form Krämpfe auftreten. Was ist das Typische an den CUPRUM-Krämpfen? Sie beginnen an der Peripherie, also in Fingern oder Zehen, und breiten sich dann gegen das Zentrum hin aus. Nash [399]* nennt nach Hahnemann CAMPHORA, CUPRUM und VERATRUM das Trio bei der Cholera. Bei CUPRUM stehen die Krämpfe im Vordergrund, bei CAMPHORA der Kollaps und bei VERATRUM diese massigen, starken, großen Durchfälle und Erbrechen.–

Bei dieser Gelegenheit einige Gedanken zur Behandlung akuter Krankheiten: Nicht nur in diesem Fall, sondern ein zweites Mal (bei einem Peritonsillarabszeß) mußte ich am eigenen Leibe erfahren, was es bedeutet, sich nach einer akuten Krankheit zu früh wieder zu belasten. Wie bei mir selbst, erlebte ich auch bei vielen Patienten, daß das Wohlbefinden, welches sich nach korrekter homöopathischer Behandlung einstellt, einen dazu verleitet, sofort wieder in den Alltagsstreß zurückzukehren. In der Regel folgt ein Rückfall, der meistens in der Symptomatik viel schwerer verläuft als die Ersterkrankung und der fast immer größte Probleme in der Mittelfindung aufwirft. Eine mögliche Interpretation dieses Phänomens: Es scheint, daß wir durch die homöopathische Behandlung den Leidensprozeß lindern können. Dient die aufgetretene akute Erkrankung jedoch dazu, einem überarbeiteten Organismus z. B. die nötige Ruhe zu verschaffen, können wir diese Regenerationsphase nicht übergehen. Der Rat, den ich meinen Patienten deshalb gebe, ist, sich so lange ruhig zu halten und zu schonen wie die ursprüngliche Krankheit ohne Behandlung etwa dauern würde, und

---

* Alle Nash-Zitate stammen aus: E. B. Nash, LEADERS IN HOMŒOPATHIC THERAPEUTICS, Insight Editions, Sussex 1986. Die Seitenzahlen aller Zitate sind im Text in eckigen Klammern angegeben.

sich nicht durch das Wohlbefinden zu einer verfrühten Wiederaufnahme der Arbeit verleiten zu lassen. Der Unterschied von Behandlung und Nicht-Behandlung besteht somit weniger darin, wie lange ich krank bin (obwohl in der Regel eine erhebliche Verkürzung der eigentlichen Krankheitsphase eintritt), sondern wie ich die Regeneration erlebe.

FALL 3

(A.): Es war vor gut dreieinhalb Jahren, als ich Dich zu Hause besuchte. Kannst Du uns erzählen, wie es Dir damals ging?
(P.): Also, ich war drei Monate nach der Geburt und fühlte mich sehr, sehr schwach. Ich war eigentlich dauernd im Bett, konnte das Kind noch knapp stillen und sonst eigentlich nichts mehr machen. Ich hatte Schweißausbrüche, einen üblen Körpergeruch und ein leichtes Fieber, und oft hatte ich auch migräneartiges Kopfweh.
(A.): Dieser Schweiß, war das ein kalter Schweiß oder hattest Du heiß dabei?
(P.): Ja, das war ein kalter Schweiß.
(A.): Und wo?
(P.): Also, ich glaube, das war am ganzen Körper, und vor allem unter den Achselhöhlen so ein Stinken.
(A.): Hattest Du auch noch andere Symptome?
(P.): Also, ich war immer sehr stark gebläht und hatte Wind, und ich hatte auch dauernd ein Aufstoßen.
(A.): Die Winde und das Aufstoßen, haben die die Blähungen gebessert?
(P.): Ja, das war dann besser.
(A.): Magst Du Dich erinnern, warst Du damals eher kälteempfindlich oder hattest Du sehr warm?
(P.): Also, ich hatte gerne frische Luft, obwohl ich eigentlich immer fror, ein starkes Bedürfnis nach offenem Fenster.
(A.): Das Fenster mußte offen sein, ja. Und Du hast gesagt, Du hättest da so ein ... wie ein inneres Frieren gehabt?
(P.): Ja.
(A.): Wie war es, warst Du gerne für Dich alleine oder wolltest Du jemanden bei Dir haben?
(P.): Ich hatte gern jemanden dabei.
(A.): Hattest Du auch gerne Berührungen, oder wenn jemand nahe bei Dir war, oder war das eher unangenehm?
(P.): Nein, ich hatte sehr gerne jemanden bei mir.

(A.): Es war nicht schmerzhaft, wenn Dich jemand berührte?
(P.): Nein, überhaupt nicht.
(A.): Wie war es mit Durst und Appetit?
(P.): Also, ich war sehr durstig und hatte eigentlich auch einen guten Appetit.

An welche Mittel denken wir hier? CARBO und... Sie sagt, sie hatte diese Schwächezustände seit der Geburt. Gehen wir noch ein bißchen weiter, sie hat etwas Wichtiges noch nicht gesagt.

(A.): Hattest Du Angst bei Deinem Zustand?
(P:): Nein.
(A.): Wie ich Dich erlebt habe, war es mehr so ein Erschöpftsein, fast mehr in Richtung apathisch und wenig...
(P.): Ja, also, ich war total weg, das weiß ich noch, ich lebte total in mich gekehrt.
(A.): Wo Du gar nicht mehr so Anteil nahmst am Leben.
(P.): Ja.
(A.): Und das Ganze hat begonnen nach der Geburt, das war dann in der Zeit, als ich Dich besuchte, viel schlimmer, aber Du hattest Dich von der Geburt gar nie richtig erholt, und die Geburt lief ja etwas kompliziert, und Du hast dort recht viel Blut verloren.

Also mit dieser Information, welches andere Mittel noch? CHINA. »Verlust von Körpersäften« ist eine sehr große Rubrik, wo können wir noch kleinere Rubriken finden für die Symptome, die sie jetzt geschildert hat? Ja, sie hat gesagt, es war in der Zeit des Stillens, das geht wieder in die gleiche Richtung, dort haben wir CARBO ANIMALIS, CHINA, OLEANDER und ACIDUM PHOSPHORICUM [K 1418]. Welche andere Rubrik noch? Sie hat gesagt, sie hätte fast so eine Art Ohnmachten gehabt. Sie wurde nicht bewußtlos, aber sie ging in diese Richtung. Also »faintness« von Flüssigkeitsverlust. Und dann hatte sie auch Kopfweh, auch da gibt es eine Rubrik: »Kopfweh nach Verlust von Flüssigkeiten« [K 136]. Wenn wir diese Rubriken ansehen, welches Mittel kommt da hauptsächlich durch? CHINA. Dann können wir auch das Symptom »Beschwerden nach schwerer Krankheit« nehmen, denn diese ganze Zeit war für sie eine schwierige Zeit, auch abgesehen vom Flüssigkeitsverlust, und welche Mittel sind da vor allem zu bedenken? Die drei wichtigsten sind wiederum CHINA, CARBO VEGETABILIS und PSORINUM.

(A.): Ich habe Dir dann ein Mittel gegeben; wie ist es Dir danach gegangen?
(P.): Also, danach ging es mir einfach kontinuierlich besser.
(A.): Ja, und die Schwäche und diese Zustände sind dann wirklich rasch vorbeigegangen. Du hattest dann später beim zweiten Kind wieder eine Episode, kannst Du darüber auch noch erzählen?
(P.): Also, das war ähnlich, ich hatte so das Gefühl, daß ich ohnmächtig werde, wenn ich aufstand, ich konnte am nächsten Tag überhaupt nicht allein aufstehen, ich hatte auch Atembeschwerden, so ein Geräusch auf der Lunge, und konnte nicht richtig durchatmen. Nach dem Mittel wurde das sofort besser. Ich hatte auch ein Hämoglobin von 8.4, und das stieg dann am nächsten Tag schon auf 9.4 Grammprozent.
(A.): So daß sie die Blutkonserven nicht geben mußten.
(P.): Ja, genau.
(A.): Wie Du mir erzählt hast, wurdest Du im Spital sogar einmal ohnmächtig?
(P.): Ja, also, das war gerade nach der Geburt, als ich aufs Bett rübersteigen mußte, da sackte ich zusammen.
(A.): Und das ging dann alles viel besser nach dem Mittel. Recht schnell warst Du wieder auf den Beinen?
(P.): Also, wirklich schon am nächsten Tag konnte ich alleine rumlaufen, und das war sehr gut.

Welches Mittel habe ich gegeben? Wenn man es rein von der Repertorisation her sieht, müßten wir CHINA geben. Sie haben gesehen, bei der zweiten Episode kamen die Beschwerden unmittelbar nach dem Blutverlust. Beim ersten Mal war es nicht so klar, sie hatte Blutverlust, dann folgte das Stillen, die erschöpfende Krankheit, und schließlich kam sie in diesen Zustand. Beim zweiten Kind war es eine starke Blutung, und gleich danach kamen die Symptome. Das Hämoglobin fiel stark, und sie hatte diese Ohnmachtsneigung mit Umfallen beim Aufstehen.

Die Art dieser Kollapsneigung, ist das CHINA? Was spricht gegen CHINA? Ich habe vorhin danach gefragt. CHINA-Patienten haben eine Überempfindlichkeit des Sensoriums, speziell eine Überempfindlichkeit auf Berührung und Lärm, die mit der Schwäche auftritt. Diese Patientin dagegen war vielmehr in einem Zustand der Teilnahmslosigkeit, ohne Angst und ohne Überempfindlichkeit.

Natürlich könnte man sagen, daß es sich dabei um ein Negativ-Symptom handelt, welches nicht von Bedeutung ist. Dazu eine grundsätzliche Bemerkung: Wenn wir ein Mittel verschreiben wollen, der Patient jedoch ein wichtiges Symptom dieses Mittels nicht zeigt, ist dies ein Negativsymptom, welches uns nicht davon abhält, das Mittel trotzdem zu verschreiben. Wenn jedoch ein Symptom zu einem bestimmten Zustand, wie hier der Schwäche, gehört, wird es zu einem Merkmal, einer Modalität dieses Zustandes und wird charakteristisch dafür. Ein Fehlen kann dann von Bedeutung sein, weil der Zustand dann einen anderen Charakter erhält. Das gleiche trifft zu, wenn ein Symptom nicht nur fehlt, sondern in seinem Gegenteil vorhanden ist. Dann spricht es gegen das ins Auge gefaßte Mittel. Beispiel: Gelenkschmerzen, die sich durch Bewegung bessern, sprechen gegen BRYONIA. Ein Kollapszustand ohne die geringste Angst spricht gegen ARSENICUM, da in extremen Zuständen bei ARSENICUM diese tiefe Angst zum Vorschein kommt. Aber auch hier: in der Homöopathie gibt es keine ›Nies‹ und ›Immers‹.

Verlangen nach kühler Luft ist ein anderer Punkt, der gegen CHINA spricht. Sie hat gesagt, sie brauchte frische, kühle Luft. CHINA dagegen ist kälteempfindlich. Außerdem ist es nicht in dieser Rubrik mit dem stinkenden Schweiß. CHINA ist überempfindlich gegen Berührung. Sie können fragen, wie es z. B. mit dem Haarekämmen aussieht. Sehr oft ist die Kopfhaut sehr berührungsempfindlich bei CHINA, so daß schon das Kämmen der Haare schmerzhaft ist.

Noch etwas spricht gegen CHINA. Sie hat gesagt, daß die Blähungen durch Aufstoßen deutlich besser werden. Wie ist das bei CHINA? Das Gegenteil, Aufstoßen kann verschlimmern. Im Repertorium [K 545] sehen wir, bei welchen Mitteln Flatus bzw. Aufstoßen bessern. Bei CARBO VEGETABILIS kann das Aufstoßen eine ganz allgemeine Besserung herbeiführen, also nicht nur eine Besserung der Blähungen.

Außerdem ist CHINA ein Mittel, das bei einer längeren Periode von Blutungen angezeigt ist, also nicht unmittelbar nach den Blutungen. Es paßt zu den Beschwerden nach der ersten Geburt, aber nicht zu dem Erschöpfungszustand nach der zweiten Geburt, wo die Beschwerden unmittelbar auf die Blutungen folgten. Kent [439] schreibt unter CHINA: »Personen ... die anämisch und elende wurden durch wiederholte Blutungen ... allmählich zunehmende Anämie mit großer Blässe und Schwäche.«[*]

---

[*] Alle Kent-Zitate stammen aus: James Tyler Kent, LECTURES ON HOMŒOPATHIC MATERIA MEDICA, Jain Publishers, New Delhi 1986

Boericke [207] schreibt: »Schwäche von erschöpfenden Ausflüssen, Verlust von Lebenssäften verbunden mit nervöser Erregung.«[*] Das habe ich bereits erwähnt: Reizbarkeit durch Geräusche ist auch sehr wichtig bei CHINA, die Patienten sind sehr empfindlich gegen Geräusche. Die halten das nicht aus. Boericke [ebd.] bemerkt außerdem: »Selten angezeigt in frühen Stadien akuter Erkrankungen.« CHINA hat die sich langsam entwickelnde Anämie nach Blutungen, nicht das akute Geschehen. Und Clarke [Bd. 1, 478][**] schreibt: »Ausgepumpter Zustand mit sensiblem, gereiztem Geisteszustand.« Wenn wir differenzieren wollen, können wir diese drei Punkte als zuverlässige Kriterien nehmen.

Diese Patientin hat CARBO VEGETABILIS bekommen. Sehr typisch ist etwas, was ich im Kent gefunden habe: nämlich, daß CARBO VEGETABILIS sehr oft einen Bezug zur Geburt hat. Ich hatte bis jetzt drei Fälle, die ähnlich verlaufen sind: eine Geburt mit starken Blutungen und dann diese kollapsähnlichen Zustände. Das war jedesmal CARBO VEGETABILIS. Einer meiner Kollegen war so beeindruckt vom Erlebnis dieses Zustands nach der Entbindung bei seiner Frau und von ihrer Heilung durch CARBO VEGETABILIS, daß er sich zum Studium der klassischen Homöopathie entschlossen hat. Es ist also sehr eindrucksvoll, was dieses Mittel hier bewirken kann. Wir können bei Kent den Bezug von CARBO VEGETABILIS zur Geburt finden: Schwäche der Sexualorgane, Erschlaffung des Uterusgewebes, dunkle, sickernde Uterusblutungen, Schwäche nach Menstruation oder Entbindung. Kent [380] nennt CARBO VEGETABILIS das Mittel gegen Geburtsfolgen wie Abgespanntsein, Mattigkeit, Erbrechen, Flatulenz, übler Geruch der Abgänge — die Patientin hatte üblen Geruch des Schweißes —, Placentaretentionen, Venenerweiterung, Milchverhaltung, Erschöpfung und Schwäche vom Stillen. Bei diesen Zuständen nach der Geburt ist CARBO sicher das Mittel Nummer eins.

Nach Nash [53] sind die Mittel, die am nächsten beim Tode sind, ARSENICUM, CARBO VEGETABILIS und ACIDUM MURIATICUM. CARBO VEGETABILIS und ARSENICUM sind sich oft sehr ähnlich — wie können wir diese beiden Mittel voneinander unterscheiden? Beide haben Kälte. Wo hat CARBO VEGETABILIS die Kälte vornehmlich? In den Beinen, in den Knien. Es hat auch einen kalten Atem, wie

---

[*] Alle Boericke-Zitate stammen aus: William Boericke, HOMŒOPATHIC MATERIA MEDICA, Homœopathic Book Service, London 1987.
[**] Alle Clarke-Zitate stammen aus John Henry Clarke, A DICTIONARY OF PRACTICAL MATERIA MEDICA, Health Science Press, Essex 1987, Bd. 1-3 S.

VERATRUM. Wenn der Patient einem den Gefallen tut, daß die Kälte einseitig ist, dann ist das wieder ein gutes Symptom für CARBO VEGETABILIS. Die Kälte von ARSENICUM ist allgemein, es hat oft eine kalt-bläuliche, marmorierte Haut, und, ganz typisch bei ARSENICUM: es sucht die Wärme. Die Patienten wollen zugedeckt sein, sie wollen einen warmen Raum. CARBO VEGETABILIS hat trotz der Kälte lieber frische Luft. Bei ARSENICUM haben wir in der Regel eine trockene Kälte. Aber wir haben gesehen, kalter Schweiß tritt bei allen diesen Mitteln auf. Er ist also kein sehr zuverlässiges Differentialsymptom.

Ein besseres Unterscheidungsmerkmal ist die Ruhelosigkeit. ARSENICUM, getrieben von dieser Angst zu sterben, ist unruhig durch die daraus resultierende Verzweiflung und Hoffnungslosigkeit. Und wenn die Patienten zu schwach sind, zeigt sich ihre Unruhe vielleicht in einer beschleunigten, oberflächlichen Atmung. Oder darin, daß sie bewegt werden wollen, daß man das Bett verschieben oder sie immer wieder umbetten muß. Eventuell, aber nicht immer, können sie auch einen arrhythmischen Puls haben. CARBO VEGETABILIS liegt dagegen ruhig.

Das Symptom, welches sich für mich als das zuverlässigste erwiesen hat, haben wir in diesen beiden Fällen gesehen. Was ist der Hauptunterschied zwischen diesen beiden Patientinnen, mal abgesehen von den Modalitäten? Wie haben sie sich psychisch gefühlt in ihrem Zustand? Die zweite hatte keine Angst, mehr sogar; sie war apathisch, sie hat gesagt: Ich wollte nur noch schlafen. Bei ARSENICUM sehen wir die ganze Agonie, die Angst. Die Patienten haben Angst vor dem Sterben, und sie kämpfen mit der letzten Kraft, die sie noch haben. Bei CARBO VEGETABILIS ist es einfach ein Sich-Aufgeben, die Patienten spüren, daß diese Ohnmacht kommt, und sie akzeptieren es irgendwie. Sie kämpfen nicht dagegen, sondern ergeben sich wie in ihr Schicksal. Oder, wie jemand schrieb: es ist, wie wenn der Ätherkörper einfach so weggeht. Das kommt auch in der Materia Medica zum Ausdruck. Kent [372] schreibt: »Ein charakteristisches Symptom ist die Gleichgültigkeit, Unfähigkeit, Eindrücke aufzunehmen oder zu empfinden. Seine Gefühle sind praktisch ausgelöscht, so daß ihn nichts, das ihm gesagt wird, aufregen oder stören kann, er hört alles, ohne angenehm bzw. unangenehm davon berührt zu werden und ohne darüber nachzudenken.« Das ist dieser Zustand, und wenn Sie eine Differentialdiagnose vornehmen müssen zwischen diesen beiden Mitteln, ist das ein sehr zuverlässiges Kennzeichen.

»KOLLAPS« — DIFFERENTIALDIAGNOSE
Carbo vegetabilis vs. Arsenicum album

Carbo vegetabilis	Arsenicum
Kälte (spez. Knie — Füße) Kopf, Hände und Füße sehr kalt leichter Schweiß am Kopf	Kälte kalt-blau, wie Marmor; Kopf evtl. warm, Rest kalt. Trockene Kälte
RUHIG	RUHELOS — zeigt sich in Atmung — kurz, oberflächlich, schnell, evtl. arrhythmischer Puls
AUFGEBEND — keine Hoffnung, ergibt sich in Schicksal, kampflos (wie wenn ›Ätherkörper‹ weggeht) Auslöser: Nach Blutung von Schleimhäuten Verlust von Körpersäften (Chin.) Nach erschöpfenden Krankheiten (Chin., Psor.) Starker Bezug zur Geburt (vgl. Kent)	ANGST, Seelenqual, Agonie, Angst in Augen »Ich werde sterben« Auslöser: Lebensmittelvergiftung
ALLGEMEIN: Will Luft zugefächelt haben. Lufthunger. Blähungen; > Aufstoßen	ALLGEMEIN: < nach Mitternacht, < 1-2 a.m./p.m. Durst nach kleinen Schlucken. Unruhe — Angst — Schwäche

Daneben haben wir natürlich die anderen Symptome, bei Arsenicum: die Verschlimmerung nach Mitternacht oder 1 bis 2 Uhr mittags, das Verlangen nach Wärme, die Angst, den Durst nach kleinen Schlucken; bei Carbo vegetabilis das Verlangen nach frischer Luft und Blähungen, die durch Wind und Aufstoßen gebessert werden.

Wir hatten einen interessanten, etwas längeren Fall. Das war eine Patientin, die hatte einen Mitralklappenersatz nach rheumatischem Fieber und ein Myom und kam nun wegen dieses Myoms.

Sie war in allem eine CALCIUM-CARBONICUM-Patientin, sie hatte sogar richtiges Verlangen nach Calcium, so daß sie täglich mehrere Calcium-Tabletten schluckte, die ihr allgemein guttaten. Es ging ihr sehr gut mit dem CALCIUM, aber das Myom wurde nicht kleiner. Das ist etwas, was ich lernen und auch mit Kollegen besprechen mußte, die dieselbe Erfahrung machten: Wenn ein Myom schon lange Zeit besteht, ganz speziell bei Patienten, die eine so schlimme Leidensgeschichte hinter sich haben und bei denen man annehmen kann, daß die Lebensenergie nicht sehr stark ist, wird man das Myom selten zum Verschwinden bringen — höchstens vielleicht im Wachstum stoppen. Also Vorsicht mit großen Versprechungen. Es ging ihr immerhin allgemein besser. Sie mußte dann aber einmal zu einer Herzuntersuchung ins Krankenhaus, wo sie ihre Marcumar-Dosis etwas verändert haben. Nun ist sie eine Patientin, die sehr schnell reagiert, und sie hat dann ganz schlimme Blutungen entwickelt bei den Menses, wegen des Myoms und des Marcumar. Wir haben verschiedene Akutmittel gegeben, zum Teil mit wenig oder keinem Erfolg. Sie kam dann in einen Zustand, wie wir ihn vorher beschrieben haben, sie hatte diese wiederholten Blutungen und verfiel in so große Schwäche, daß sie kaum mehr durch den Tag kam. Sie hatte auch Schweiße, aber nicht übelriechend, und Schwindelgefühle beim Stehen; sie war sehr kälteempfindlich, wollte keine frische Luft, und sie war sehr nervös und aufgebracht über diese Doktoren, die an ihrem Marcumar herumgebastelt hatten. Dieser gereizte Zustand war sehr deutlich da. Sie hat CHINA gekriegt und sehr gut darauf reagiert. Auch das Hämoglobin kam sehr schnell hoch, aber das Problem mit den wiederholten Blutungen blieb bestehen. Bei jeder Periode hatte sie starke Blutungen. Wir hatten das Glück, daß Vithoulkas gerade bei uns war, und wir haben das erwähnt, und so im Hinausgehen hat er gesagt: »Versuch mal KALIUM FERROCYANATUM.« Warum? Es gibt zwei Rubriken im Kent, wo KALIUM FERROCYANATUM dreiwertig vorkommt. Die Blutungen dieser Frau waren passiv und schmerzlos, und in diesen beiden Rubriken finden wir KALIUM FERROCYANATUM. Also unter »Metrorrhagie«, »schmerzlos« und »passiv« [K 730]. Ein ganz kleines Mittel, aber in diesen Dingen wichtig. Der Effekt war dann auch gewaltig. Sie hatte einen Eisenwert von etwa 30, und innerhalb von vier Tagen — ihre Internistin gab ihr auch noch Eisen — war das Eisen etwa dreimal so hoch wie die Norm. Ich denke, KALIUM FERROCYANATUM hätte das nicht gemacht, aber zusammen mit diesen Eisenpräparaten war es zuviel. Die Blutungen hörten auf und wurden auch weiterhin zuverlässig gestoppt.

FALL 4

(A.): Sie kamen vor gut zwei Jahren zu mir, da waren Sie am Anfang der Schwangerschaft und hatten allerlei Schwangerschaftsbeschwerden, vor allem eine konstante Übelkeit, die auftrat, wenn Sie nichts gegessen hatten, und die besser wurde, wenn Sie etwas aßen. Und ich glaube, Sie hatten auch Abscheu vor verschiedenen Dingen.
(P.): Vor allem. Also vor allem vor Fleisch, Käse und Milch. Sogar vor dem Trinken, auch vor Wasser, das war ganz schlimm. Aber wenn ich mich dann überwunden und was gegessen hatte, dann ging es einen Moment.
(A.): Das Anfangen war immer schwierig. Sie hatten auch gesagt, Sie hätten so ein Gefühl gehabt, wie vergiftet zu sein, so wie nach einer durchzechten Nacht, also wie nach Alkoholgenuß. Auch hatten Sie einen Mundgeschmack, wie war der?
(P.): Wie Karton, wie Pappe.
(A.): Dann waren Sie auch erschöpft und müde, können Sie darüber noch etwas sagen?
(P.): Ich hatte vor allem keinen Antrieb und keine Lust, irgendetwas zu tun, es war alles zuviel, und ich war völlig überfordert.
(A.): So überfordert, daß es wie ein großer Berg vor Ihnen stand, wenn Sie einen Teller abwaschen mußten.
(P.): Ja, ja, und abends saß ich dann mitten im Zimmer, da lagen Spielsachen am Boden, und ich konnte mich überhaupt nicht überwinden, das aufzuheben und ein bißchen aufzuräumen, ich schaffte es einfach nicht.
(A.): Sie mußten sich auch zu allem zwingen, was unbedingt gemacht werden mußte.
(P.): Ja, ich schaffte nur das Allernötigste.
(A.): Dann litten Sie auch an Verstopfung, und zwar an einer Verstopfung, ohne daß Sie den Drang spürten, und wenn Sie gehen konnten, hatten Sie das Gefühl, es sei noch gar nicht alles raus. Der Stuhl, wie Sie damals sagten, war hart. Dann haben Sie auch erwähnt, daß Sie sehr geruchsempfindlich waren. Betraf das alle Gerüche oder spezielle?
(P.): Alle Gerüche. Auch der Geruch in der Wohnung, all das, was man sonst ja eigentlich nicht riecht in der eigenen Wohnung, fand ich ganz ekelhaft, alles. Oder wenn ich den Küchenschrank öffnete. Besonders schlimm war Tabak, Alkohol und Kaffeegeruch.
(A.): Essen war auch schlimm?
(P.): Ja.

(A.): Sie haben auch mehr gefroren als sonst und haben gesagt, Sie hätten so ein inneres Zittern, vor allem am Abend. Sie haben oft geseufzt und so ein leeres Aufstoßen gehabt. Ich glaube, auch das mehr bei leerem Magen.
(P.): Ja.
(A.): Und das Aufstoßen hat Sie nicht erleichtert?
(P.): Nein.
(A.): Sie hatten einen trockenen Mund, ohne Durst zu haben, und obwohl Sie eigentlich kalt waren, haben Sie nach frischer Luft verlangt. Können Sie uns noch etwas zu Ihrem psychischen Zustand sagen?
(P.): So wie ich mich erinnere, war ich nicht eigentlich deprimiert, aber einfach völlig überfordert. Das war alles so zum Kotzen *[lacht]*, aber ich konnte eben nicht erbrechen, und drum war es mir eben rund um die Uhr schlecht, auch nachts. Ich bin häufig nachts erwacht und es war mir einfach kotzübel *[lacht]*.
(A.): Neben dieser Überforderung haben Sie eine Gleichgültigkeit erwähnt.
(P.): Es war mir alles wurst, ich war einfach nur müde und wollte nichts mehr wissen.
(A.): Sie haben auch gesagt, daß Sie wie unfähig waren, überhaupt Gefühle zu haben, in dieser ganzen Überforderung und Erschöpfung.
(P.): Auch die Gefühle waren wie gelähmt, also ich hatte nicht mal die Energie, irgendwas zu fühlen.
(A.): Ich habe Ihnen dann ein Mittel gegeben, und wir haben uns nach vier Tagen wiedergesehen. Wie ging es Ihnen da?
(P.): Ich glaube, etwas besser. Ich kann mich nicht so gut erinnern.
(A.): Ja, Sie haben gesagt, daß es zuerst mal grad besser ging und dann eher wieder schlechter, aber daß dann eine langsame, aber stete Besserung eintrat und daß es Ihnen gut ging, bis Sie dann wegen etwas anderem wiederkommen mußten.

Auf diesen ersten Teil will ich nicht lange eingehen. Was ist das Mittel? SEPIA. Das ist ein ganz typischer SEPIA-Erschöpfungszustand, mit diesem Gefühl der Überforderung, wo schon das Spielzeug am Boden das Gefühl bewirkt: »Ach, jetzt auch das noch.« Das kann so weit gehen, daß es schon ausreicht, wenn irgendein Bleistift zu Boden fällt — alles ist zuviel. Dann diese Gleichgültigkeit, die sich bis auf die Familie ausdehnt, keine Gefühle mehr, es ist alles so flach. Dann sehr oft, daß diese Überforderung und das Genughaben sich vor allem auf den Haushalt und die Kinder beziehen. Sehr oft haben diese Frauen, wenn sie etwas anderes unternehmen, z. B. einen Kurs machen oder eine Arbeit außer Haus annehmen, plötzlich wieder mehr Energie. Es ist auch sehr charakteristisch, daß es besser geht, sobald sie sich aus diesem Zustand aufraffen können, weil jemand sie anstößt oder weil sie sonst irgendwie einfach müssen. Das gilt auch für die Sexualität: eine Abneigung gegen Sex, aber wenn sie mal dabei sind, können sie es genießen. All das ist ganz typisch für SEPIA, auch die Schwangerschaftsübelkeit, speziell wenn sie durch Essen gebessert wird. Gut, aber sie kam dann nochmals, später. Die erste Konsultation war im zweiten Schwangerschaftsmonat; die folgende war im vierten.

(A.): Sie kamen dann im vierten Schwangerschaftsmonat wieder. Was war da?
(P.): Also, die Übelkeit war vergangen, aber ich war plötzlich total erschöpft, und das war eine ganz andere Müdigkeit als am Anfang der Schwangerschaft. Irgendwie war sie nicht mehr psychisch. Ich hätte viel Antrieb gehabt und wollte viele Sachen unternehmen oder noch erledigen während der Schwangerschaft, und ich hatte einfach körperlich nicht die Kraft dazu. Ich war körperlich wirklich völlig erschöpft, und das hatte ich vorher nie gekannt.
(A.): Wie äußerte sich diese Erschöpfung?

Wir sehen: Jetzt ist eine andere Art der Schwäche und der Erschöpfung da. Bei den ersten beiden Fällen war es kollapsartig. Ein Kollaps ist ein vaskuläres Geschehen, bei dem auch das Sensorium mitbetroffen ist — eine Tendenz, ohnmächtig zu werden, ein Versagen des Kreislaufsystems. Bei dieser Patientin war es in der ersten Phase mehr eine nervöse, depressive Schwäche, und darauf folgte ein rein körperlicher Schwächezustand.

Welche Rubrik nehmen wir, wenn es sich um eine rein körperliche, muskuläre Schwäche handelt? Auf Seite 1418 im Repertorium haben wir die Rubrik »paralytische Schwäche«. Die Rubriken der Schwäche sind sehr groß und beinhalten Kollaps, depressive Schwäche, eigentlich jede Art von Schwäche. Wenn es sich um Fälle wie diese ersten zwei handelt, nehmen wir die Rubrik »Kollaps«, denn das kommt dem am nächsten. Hier schauen wir unter »paralytischer Schwäche«: Welche Mittel sehen wir da?

Da haben wir wieder ARSENICUM, das wir ja jetzt zur Genüge kennen. Kann das ARSENICUM sein? Nein, es fehlen zu viele Symptome, und bei ARSENICUM sind die Gefühle mitbetroffen, z. B. Angst vor dem Alleinsein. Wann hat COCCULUS die Schwäche?

Nach Schlafmangel. Ist das bei COCCULUS eine muskuläre Schwäche? Sie ist mehr nervöser Art. Dann GELSEMIUM — wie ist die Schwäche von GELSEMIUM charakterisiert? Zittrig, große Schwere, Ptose der Augenlider; sie tritt oft nach körperlicher Anstrengung auf; bei Fieber, bei Grippe oder bei Aufregung vor Prüfungen. Und wann ist der GELSEMIUM-Zustand in der Regel besser? Nach Urinieren. Das Kopfweh wird besser, die Schwäche wird besser, alles wird besser nach Urinieren. Die GELSEMIUM-Schwäche ist auch besser zu der Zeit, wo es NATRIUM MURIATICUM schlechter geht, nämlich um 10 Uhr früh. Dann HELLEBORUS — kann unser Fall HELLEBORUS sein? Wann haben wir diese Zustände bei HELLEBORUS? Bei meningoenzephalitischem und bei septischem Fieber, also bei ganz schweren Zuständen. Und dann haben wir auch einen viel ausgeprägteren Stupor — da kommt zur paralytischen Schwäche die Beeinträchtigung des Sensoriums, das ist nicht diese isolierte muskuläre Schwäche. ACIDUM MURIATICUM? Oft bei Fieber, ja, aber diese isolierte körperliche Schwäche ist möglich. ACIDUM PHOSPHORICUM hat vor allem eine geistige, emotionelle Schwäche. Die erste Wirkung von ACIDUM PHOSPHORICUM ist die Gleichgültigkeit, der emotionale Stillstand, die Patienten können apathisch in einer Ecke sitzen und nichts mehr empfinden.Die Schwäche von PHOSPHOR ist in erster Linie nervöser Natur, auch bei Fieber, bei Durchfall, bei Anstrengung. Sie kann unter ganz vielen Umständen auftreten, aber das nervöse Element sollte stärker da sein, nicht nur einfach dieses Erschöpftsein. Schließlich VERATRUM: das haben wir auch kennengelernt, bei Durchfall und Erbrechen.

(P.): Ich spürte sie einfach im Körper, manchmal, ja schon bei der kleinsten Anstrengung taten mir die Muskeln weh wie nach einer großen Bergtour oder so, wie wenn ich Muskelkater hätte.

Dieser Muskelkaterschmerz — welches Mittel? ARNICA. ARNICA hat auch diese Schmerzen, z. B. nach einem langen, langen Fußmarsch kann es diese Art Schmerzen bekommen. Aber sonst...

(P.): Oder beim Wäscheaufhängen, da mußte ich immer zwischendurch wieder innehalten und warten, weil ich es einfach nicht mehr schaffte, die Arme zu heben, zum Beispiel.
(A.): Ja, die Müdigkeit oder die Schwäche ging so weit, wie Sie damals sagten, daß sogar das Atmen mühsam war, daß das Kauen, sogar das Reden manchmal eine große Anstrengung bedeutete und Sie noch zusätzlich erschöpfte. Und diese Erschöpfung war den

ganzen Tag über da, das war nicht irgendwann mehr oder weniger, sondern...
(P.): Nein, ich konnte auf jeden Fall nicht sagen, zu welcher Tageszeit es am schlimmsten war.
(A.): In dieser Zeit wurde auch der Schlaf schlechter. Sie sind immer morgens um 3 Uhr aufgewacht und konnten dann nicht mehr richtig einschlafen. Und auch über Kopfweh klagten Sie. Wie war dieses Kopfweh?
(P.): Es war so ein ständiger Schmerz, der immer gleich war; es war schon damals schwer zu sagen.
(A.): Wissen Sie noch, wo er war?
(P.): Irgendwie im ganzen Schädel, soweit ich mich erinnern kann. Auch hier, ich hatte auch das Gefühl, daß mich die Zähne schmerzen und die Stirn, an den Schläfen.
(A.): Gab es etwas, das diesen Schmerz erleichterte oder ...?
(P.): Ich denke, wenn ich mich an der frischen Luft bewegte.
(A.): Sie haben damals erwähnt, daß Bewegung eigentlich fast das einzige war, was es etwas besser machte. Die Verstopfung war noch da, ich glaube, etwas weniger, Durst hatten Sie auch noch viel, vor allem nach Kaltem. Sie hatten etwas mehr Verlangen nach Süßem. Ich habe Ihnen dann ein Mittel gegeben, und wir haben uns nach zwei Wochen wiedergesehen...

Gibt es ein paar Rubriken, die uns jetzt weiterhelfen? Oder weiß jemand das Mittel schon mit Sicherheit? Sie hat gesagt, die Schwäche war so stark, daß sie sogar mit dem Atmen Mühe hatte. Können wir dafür im Repertorium irgendwelche Hinweise finden? STANNUM. An STANNUM müßten wir denken, wenn das Hauptgewicht dieser ganzen Schwäche auf den Atmungsorganen läge, aber sie sagt, sie hat es da *auch*. Bei STANNUM haben die Patienten eine so große Schwäche der Respirationsorgane, daß sie kaum sprechen können.

Dann gibt es auch eine Rubrik »erschwerte Atmung von Schwäche«, auf englisch: »respiration difficult, weakness« [K 772]. Da haben wir wieder ARSENICUM und LACHESIS. Sie hat auch die Verschlimmerung beim Hochsteigen erwähnt. CALCIUM ist eine Möglichkeit. Dann erschwerte Atmung durch Schwäche der Respirationsorgane — dort haben wir STANNUM dreiwertig. Kommt oft vor bei Pneumonien oder Lungenleiden.

Wir sind immer noch bei der Schwäche der Respirationsorgane. Es gibt aber noch andere Rubriken, z. B. »Mund, Sprache, schwierige Sprache von Schwäche der Sprechorgane« [K 419] — NATRI-

UM MURIATICUM, GLONOINUM — oder »schwierige Sprache von Schwäche in der Brust« [ebd.] — wiederum STANNUM — oder »Paralyse der Organe« [ebd.] — CAUSTICUM.

Kann es CAUSTICUM sein? Es wäre möglich. CAUSTICUM hat diese Schwäche nach Überarbeitung, von Sorgen, von Kummer, von verlängertem Kummer generell. Verlangen nach Süßem? Nein, CAUSTICUM steht unter »Abneigung gegen Süßigkeiten« [K 482], aber ich habe drei oder vier CAUSTICUM-Fälle, die Süßes gerne haben. Ich werte dies nicht mehr als entscheidendes Symptom, obwohl »Abneigung gegen Süßigkeiten« sonst als Leitsymptom gilt. Aber wie ist die Schwäche von CAUSTICUM? Ja, im ganzen ist es ein ›Ausgelaugtsein‹ — das könnte sein —, bei der paralytischen Schwäche von CAUSTICUM ist aber das Charakteristische, daß einzelne Teile betroffen sind — sagen wir, die Sprache, einzelne Glieder oder die Blase —, und es ist eine allmählich auftretende Lähmung, sehr häufig rechtsseitig und, was auch charakteristisch ist, oft mit Kontrakturen verbunden. CAUSTICUM wirkt sehr stark auf das Sehnengewebe und führt dann zu Kontrakturen.

Gut, was machen wir jetzt? Ich muß sagen, ich habe das Mittel schließlich in dieser Art Ausschlußverfahren gefunden, weil ich auch keine Erfahrung damit hatte. Was mir aufgefallen ist — das war eine Telefonkonsultation —, war diese ganz klar körperliche Schwäche. Sie hat es so ausgedrückt, wie sie es hier noch mal gesagt hat: Es ist anders als das letzte Mal, ich bin nicht mehr depressiv, eigentlich hätte ich den Antrieb, aber der Körper kann nicht mehr. Und wenn wir an Schwäche denken, haben wir zunächst mal alle die Mittel, die wir erwähnt haben. Besonders für die Säuren ist Schwäche ein hervorragendes Merkmal.

Da haben wir drei Säuren. Eine haben wir schon erwähnt: ACIDUM PHOSPHORICUM. Dort liegt das Schwergewicht im Emotionalen — das kommt nicht in Frage. Sie hat gesagt, emotional gehe es ihr gut, sie hat Antrieb, eigentlich möchte sie ... Die beiden anderen: ACIDUM PICRINICUM und ACIDUM MURIATICUM. Welche Art von Schwäche haben diese beiden Mittel? ACIDUM MURIATICUM hat die körperliche Schwäche und ACIDUM PICRINICUM die geistige Schwäche. Im Kent [752] können wir unter ACIDUM MURIATICUM lesen: »Große körperliche, muskuläre Schwäche mit Herabhängen des Unterkiefers und Herunterrutschen des Kranken im Bett«. Wir finden ACIDUM MURIATICUM auch in den entsprechenden Rubriken im Repertorium [»weakness, paralytic«, ›sliding down in bed«, K 1418]. »Der geistige Zustand ist stärker, als zu erwarten wäre.« Natürlich hätten wir hier gern noch bestätigende Symptome, etwas, was charakteristisch ist. Ein Leitsymptom für ACIDUM MURIATICUM ist z. B. unwillkürlicher Abgang von Stuhl und Urin, gleichzeitig — da ist es das Hauptmittel [K 622]. Und welche anderen Leiden hat ACIDUM MURIATICUM noch? Hämorrhoiden [K 619]. Und wie sind die Hämorrhoiden? Sehr schmerzhaft, die Patienten können kaum die Hose ertragen. Für schmerzhafte Hämorrhoiden bei Neugeborenen ist ACIDUM MURIATICUM das Hauptmittel. Gut, ich habe ACIDUM MURIATICUM gegeben. Ich glaube, wir müssen diese Angaben im Kent, das Herabhängen des Unterkiefers und das Herunterrutschen im Bett, als Bilder verstehen, die eine extreme körperliche Schwäche, eine totale Relaxation illustrieren. Die Patientin hat diese beiden Symptome nicht erwähnt, aber sie hat gesagt: »Ich konnte kaum reden, ich kam kaum die Treppe hoch, ich war viel zu schwach für alles.«

(A.): Wie ging es Ihnen?
(P.): Es ging besser.
(A.): Und was wurde besser?
(P.): Ich hatte einfach wieder mehr Kraft, körperlich.
(A.): Ja. Sie haben erwähnt, daß es bedeutend besser war, daß Sie zwar schon noch eine Schwächephase pro Tag hatten, aber daß dies nicht mehr so einschränkend war wie dieser Zustand vorher. Auch der Schlaf wurde wieder besser, und das Kopfweh wurde auch schwächer und seltener.
(P.): Ja, das Kopfweh ist dann ganz verschwunden.
(A.): Das ging dann ganz weg.
(P.): Ja.

FALL 5

Jetzt noch ein Fall, der eine weitere Form der Schwäche illustriert; ich habe ihn nicht als Video-Aufzeichnung. Das war ein 46jähriger Jurist, der mit einer Erschöpfungsdepression kam, und zwar hatte er periodische Erschöpfungszustände, schluckte täglich Ludiomil und Seresta, jahrelang wahrscheinlich, litt an Schlaflosigkeit, erwachte alle zwei Stunden, konnte ab 5 Uhr nicht mehr schlafen und war am Morgen unerfrischt. Wenn jemand um 5 Uhr erwacht und dann nicht mehr schlafen kann, welche Rubrik nehmen wir da? »Schlaflosigkeit nach 5 Uhr« oder »Erwacht früh«.

Dann erzählte er weiter, er habe große Konzentrationsschwächen; es sei, wie wenn der Denkvorgang gebremst wäre. Er habe

Mühe zu denken, könne nicht mehrere Gedanken miteinander verbinden, es sei wie eine Mattscheibe, er habe keine Gedanken mehr. Geistige Erschöpfung, schlimmer morgens und eher besser abends, große Vergeßlichkeit, wenn er z. B. etwas gelesen hatte, wußte er es nicht mehr. Auch sagte er, er habe einen verminderten Wortschatz, speziell im Deutschen und in Fremdsprachen. Ich weiß nicht, was er dann sonst gesprochen hat ... Im Berndeutsch ging es wahrscheinlich noch, das ist auch ein bißchen langsamer. Und das Fatalste von allem, sagte er, seien seine Unlustgefühle und Depressionen. Er mochte nicht mehr lesen, am liebsten nur noch zu Hause sein, und es war etwas besser, wenn er unter Leuten war oder über seinen Zustand redete.

Zum erstenmal hatte er diese Schwierigkeiten 1966, als er das Lizentiat[*] machte. Er konnte sich einfach nicht mehr konzentrieren und mußte als Magaziner arbeiten. Diese Reduktion seiner geistigen Tätigkeit, verbunden mit einer regelmäßigen Lebensweise und der Einnahme von Ludiomil half ihm damals aus seinem Zustand heraus.

Und jetzt, als er zu mir kam, es war vor zwei Jahren, arbeitete er an seiner Habilitation, die er neben seiner juristischen Praxis machte. Und er war total überlastet, obwohl er das eigentlich gerne gemacht hätte, aber er hatte den ganzen Tag gearbeitet, und dann am Abend noch diese anspruchsvolle Arbeit.

Welches Mittel ist das nun? Sie haben es vorhin schon erwähnt. Wir bleiben bei diesen Schwächemitteln, das macht es etwas einfacher. Bei ARSENICUM würden wir einige der allgemeinen Symptome erwarten. Ich hätte sie erwähnt, wenn sie dagewesen wären. Wenn ARSENICUM diese ausgeprägte Schwäche im Geistigen hat, dann ist die Schwäche im Körperlichen auch da, und dann ist die Angst auch da. ARSENICUM-Zustände entwickeln sich nicht über die Konzentrationsschwäche zur Allgemeinschwäche, sondern umgekehrt. Dies hier ist eine ganz ausgeprägt geistige Schwäche. Ganz typisch ist auch, daß sie nach geistiger Überanstrengung auftritt.

Sie können das gesamte Repertorium durchgehen: Wo die Rubrik »schlimmer durch geistige Anstrengung« auftaucht, ist fast immer ACIDUM PICRINICUM dabei. Ich habe einen solchen Zustand selber erlebt: Ich saß vor dem Patienten und sollte mich konzentrieren, und es war einfach Mattscheibe. Das ist kein sehr schöner Zustand. Auch bei mir ist er nach einer längeren Phase der Überarbeitung aufgetreten.

---

[*] Ein akademischer Abschluß in der Schweiz. — Anm. des Lektorats

Der Patient hat eine Dosis ACIDUM PICRINICUM bekommen, und dann habe ich ihn nach 6 Wochen wiedergesehen. Es ging ihm die ganze Zeit gut, er kam aus diesem Zustand heraus und war wieder normal leistungsfähig. Wahrscheinlich ist er nicht konstitutionell ACIDUM PICRINICUM, aber wenn kein neuer Streß sein Gleichgewicht zu stören vermag, kann er mit dieser Dosis lange gesund bleiben. Ich habe ihn kürzlich wiedergesehen [1991]. Es war ihm die ganzen fünf Jahre gutgegangen, aber nun war er wieder in einen ähnlichen Zustand geraten — nach Überarbeitung. Und er kam erst, nachdem er zunächst wieder Ludiomil geschluckt hatte! Er benötigte wiederum ACIDUM PICRINICUM, welches ebenso gut half wie beim ersten Mal.

Wenn die Schwäche sich so klar auf einer dieser Ebenen manifestiert, denken Sie an diese Säuren!

Ich habe bei diesem Patienten das Ludiomil abgesetzt. Wenn ich mich nicht getraue, es abzusetzen, oder wenn die Patienten sich nicht getrauen, gebe ich LM-Potenzen, oder ich gebe das Mittel eventuell in mehreren Dosen und sage, sie sollen das allopathische Medikament absetzen, sobald sie eine Wirkung spüren. Manchmal sind mehrere Wiederholungen nötig, bis die Psychopharmaka abgesetzt werden können. Es kommt auch auf den Patienten an. Man kann einem Patienten sagen:»Nehmen Sie es, wenn Sie sich wieder schlechter fühlen«. Wir haben jetzt gerade einen Patienten in der Praxis, der suchtveranlagt ist, mit Alkohol und Ludiomil und anderem, und wir haben diesem auch LM gegeben, aber er hat die LM wie sonst seine Suchtmittel genommen — mehrmals täglich. Das eignet sich also nicht für alle Patienten.

THEMA III:
RUHELOSE KINDER

FALL 6

(A.): Sie kamen 1986 mit Sarah zu mir; weshalb sind Sie gekommen?
(MP.): Wegen Indira. Als sie in die Schweiz kam, hatte sie Ekzeme, vor allem im Gesicht, wie Sommersprossen.

Das Kind kommt aus Indien, sie haben das Kind adoptiert. Welches Mittel könnte in Frage kommen? Es kann CAPSICUM sein wegen Heimweh, oder NATRIUM MURIATICUM wegen Kummer. Nach Geukens muß man in solchen Fällen immer auch an TUBERCULINUM denken, weil die Tuberkulose dort so stark verbreitet ist, daß es fast in jeder Familie Tuberkulosefälle gibt. Aber wir schauen weiter, vielleicht ist es ja doch etwas anderes.

(MP.): Es war wegen dem Ekzem... wir haben eingecremt, und das hat nichts genützt. Der Kinderarzt hat mich zum Hautspezialisten geschickt, die Nachbarin riet mir dann, zu Dr. Spring zu gehen, und dann hat sie gleich sehr gut darauf angesprochen, auf die verschriebenen Medikamente.
(A.): Ist das Ekzem immer gleichgeblieben oder hat es verschiedene Phasen gegeben?
(MP.): Vor allem im Winter war es immer schlimmer, vor allem mit den dicken Wollsachen. Sie hat immer gekratzt.
(A.): Wann war der Juckreiz schlimmer?
(MP.): Vor allem in der Nacht, wenn es warm war.
(A.): Hatte das Ekzem Schwankungen?
(MP.): Am Meer wurde es eher etwas besser.

Sie kommt wegen dieses Ekzems — können wir etwas verwerten von den Symptomen? Welche Rubriken können wir wählen, um ein bißchen Licht hineinzubringen? Schauen wir zunächst das Ekzem an, deshalb kommt sie ja. Welche Rubriken könnten wir im Kent nachsehen? Ja, Juckreiz, also »Jucken, schlimmer in der Bettwärme« [K 1329]. Was haben wir da für Mittel? PSORINUM und SULFUR sind die Hauptmittel. Welche anderen Rubriken? Etwas hat sie ganz klar gesagt: »schlimmer durch Wolle«. Ob wir dies als

Rubrik nehmen oder nicht, darüber kann man streiten. Man kann argumentieren, daß bei diesem Kind der Juckreiz durch Wärme schlimmer wird und daß die Wolle dazu paßt. Wenn wir in die Rubrik »Wolle verschlimmert« schauen [K 1329], haben wir dort wiederum SULFUR und PSORINUM, aber auch HEPAR, PHOSPHOR und PULSATILLA. Die Verschlimmerung im Winter finde ich interessant, denn auf der einen Seite gibt es eine Verschlimmerung durch Bettwärme und Wärme, auf der anderen Seite »schlimmer im Winter«. In der entsprechenden Rubrik ist das Hauptmittel RHUS TOX. [K 1422]. Meist wird aber im Winter vermehrt Wolle getragen — also ist der zentrale Punkt doch vielleicht die Verschlimmerung durch Wolle? »Besser am Meer«, können wir das nehmen? Das war nicht deutlich genug. Dann haben wir noch ein Symptom, »kratzt, bis es blutet«; was ist da das Hauptmittel? ARSENICUM. Gut, dann können wir auch in Betracht ziehen, daß sie es im Gesicht und vor allem auch in den Kniekehlen hat — das ist ein Hinweis auf GRAPHITES. Diese Lokalisation ist jedoch pathognomonisch fürs konstitutionelle Ekzem. Wir sehen, wir bekommen Hinweise auf SULFUR, PSORINUM, ARSENICUM, RHUS TOX., GRAPHITES. Ich glaube, es ist keiner hier in der Lage, jetzt schon das Mittel mit Sicherheit zu beschreiben. Schauen wir weiter.

Vorhin hat ein Kollege die Unruhe erwähnt — vielleicht noch ein Wort dazu. Ist das hier Unruhe? Was Sie hier auf dem Video sehen, ist bereits nach der Mittelwirkung; d. h., die Grundzüge sind immer noch beobachtbar, das Krankhafte jedoch ist verschwunden. Ich meine, das ist ein lebhaftes Kind, das interessiert ist, aber ein unruhiges Kind bleibt nicht so lange auf dem Schoß der Mutter sitzen.

(A.): Können Sie Indira ein wenig beschreiben?
(MP.): Sie ist sehr lebhaft, muß sich viel bewegen, sie hat gerne viele Kinder um sich. Am Morgen ist sie noch ruhiger. Sie kriegt immer noch die Flasche. Gegen Abend wird sie dann immer fröhlicher und etwas überdreht und ist sehr unruhig.
(A.): Wie ist das in der Stadt?
(MP.): Sie will alles sehen, sie kann nicht stillsitzen, sie will einfach vor allem alles sehen und ist sehr neugierig. Sie will es nicht unbedingt für sich, sie ist zufrieden, wenn sie es sieht. Sie hat manchmal auch etwas Wutausbrüche, ja, sehr massive sogar. Sie tobt am Boden, bis sie patschnaß ist.

Was sie jetzt erwähnt, das ist Unruhe. Das Kind war unruhig. Und es ist eine eigenartige Unruhe. Sie hat im Interview gesagt, wenn sie in die Stadt geht, kann sie das Kind nicht mehr mitnehmen, weil es überall immer alles ansehen will, und zwar nicht in dieser Art, wie Kinder manchmal sind, daß sie alles für sich haben wollen, »ich will dies, ich will das, kauf mir das«, sondern sie war einfach interessiert. Sie war neugierig, sie wollte alles ansehen. Und dadurch konnte die Mutter einfach ihre Sachen nicht mehr erledigen. Wir können unter »Ruhelosigkeit« nachsehen, aber das ist eine zu große Rubrik. Eine Rubrik »Neugierde« gibt es nicht. Im englischen Kent [56] gibt es eine Rubrik »Inquisitive«; dort haben wir AGARICUS und LACHESIS.

Wir haben jetzt also zusätzlich zu dem Ekzem, das uns Hinweise auf drei, vier Mittel gibt, ein neues Symptom, nämlich diese Unruhe. Welche Unruhemittel kennen Sie? RHUS TOX., VERATRUM, CINA, CHAMOMILLA, ZINCUM, SULFUR... MERCUR — letzteres ist nicht unbedingt ein Hauptmittel für Unruhe. Wir wollen uns hier auf die Mittel konzentrieren, die Ruhelosigkeit als starkes Leitsymptom haben. Ich meine, wenn man die Rubrik durchsieht, stellt man fest, daß fast jedes Mittel irgendwann unruhig werden kann, aber es geht jetzt um diejenigen, an die wir denken, wenn »Unruhe« das hervorstechende Merkmal ist. JODUM, TARENTULA, ARSENICUM JODATUM. Dann haben wir noch eine Gruppe mit ACIDUM SULFURICUM, LILIUM TIGRINUM, ARGENTUM NITRICUM und MEDORRHINUM... SEPIA ist nicht eigentlich unruhig, aber es ist besser durch Bewegung. Das gleiche gilt für CHAMOMILLA, das besser durch kräftiges Wiegen ist.

Wir kommen später auf diese Mittelliste zurück. Können wir jetzt schon sagen, welches Mittel in Frage kommen könnte, von dem her, was die Mutter bisher gesagt hat, von dieser Art der Unruhe her? Wieder SULFUR, das wir ja schon vom Ekzem her ins Auge gefaßt haben. Wir hören erstmal weiter:

(MP.): Sie hat manchmal Pflanzen ausgerissen im Garten aus Wut.
(A.): Hat sie auch Sachen bewußt kaputtgemacht?
(MP.): Nein, das hat sie nicht. Nur, wenn etwas nicht nach ihrem Kopf gegangen ist, wenn jemand nicht das machen will, was sie möchte.
(A.): Hat sie Sie auch angegriffen?
(MP.): Ja, manchmal hat sie mich auch geschlagen. Es war aber mehr ein Wüten für sich. Aber manchmal auch gegen mich, wenn

ich sie zur Ruhe bringen wollte. Sonst nicht, wenn man sie in Ruhe läßt.
(A.): Sie hat manchmal in der Nacht geschrien.
(MP.): Ja, sehr massiv sogar, vielleicht wegen Träumen. Es war wirklich sehr extrem, fast ein Jahr lang, als sie von Indien hierher kam. Sie ist jede Nacht zu uns gekommen, und sie hat gekratzt.
(A.): Wie ist ihre Energie jetzt?
(MP.): Sie macht keinen Mittagsschlaf mehr. Schon mit zwei Jahren machte sie keinen Mittagsschlaf mehr. Sie wird immer lebendiger, je später der Abend.

Welche Mittel schreien im Schlaf? Wieder SULFUR — wenn sie Träume, Alpträume haben (sie hat das erwähnt), schreien sie auf. Und es gibt noch ein Mittel, das beim Erwachen aufschreit: ZINCUM. Das gehört auch zu den Unruhemitteln.

Sie hat etwas von Wut erwähnt. Welche Rubriken können wir da konsultieren? Sie reißt Pflanzen im Garten aus. Wo finden wir das? Einmal unter »Destructiveness« [K 36], aber dann haben wir auch eine Rubrik »tears things«, »Reißen, zerreißt Sachen« [K 87]. Das ist ein Hinweis auf BELLADONNA. Unruhe ist bei BELLADONNA allerdings weniger bekannt. Anette Sneevliet hat neulich diesen Aspekt von BELLADONNA beschrieben.[*] Wann hat BELLADONNA typischerweise seine Wutausbrüche, wo es Dinge zerreißt? Im Fieber, im Delirium. Typisch für BELLADONNA ist auch, daß es anderen Leuten ins Gesicht spuckt. Wir hatten einen Fall von Vithoulkas in London, da kam die Patientin wegen Epilepsie, und in der Nachphase, in der abklingenden Phase der Epilepsie hat sie dem Ehemann ins Gesicht gespuckt — das war dann der Schlüssel zu diesem Fall.

Dann hat die Mutter gesagt, das Kind sei im Wutanfall naß gewesen, wie nach einer Dusche, wo finden wir das? »Profuse perspiration«, und dort die Unterrubrik »during rage« [K 1300]. Da ist SULFUR nicht dabei.

Außerdem hat sie gesagt, daß sie vermehrte Kraft zu haben schien, wenn sie wütend war. Das ist ein bißchen versteckt im Repertorium. Wo ist das zu finden? Unter »Insanity« auf Seite 57 im Kent, und auch noch unter einer zweiten Rubrik: unter »Rage« auf Seite 71. Das Hauptmittel bei dieser extremen Kraftentwicklung ist TARENTULA, aber wir sehen: Auch BELLADONNA und STRAMONIUM

---

[*]Vgl. Anette Sneevliet, RESTLESS CHILDREN — NEW ASPECTS OF AN OLD REMEDY; in: Homœopathic Links 3 / 92, S. 21f

sind da. So, wie sie es gesagt hat, würde ich es allerdings nicht verwerten. Das war nicht ausgeprägt genug. Aber es gibt diesen fast übermenschlichen Kraftzuwachs. Wenn z. B. ein normal großer oder ein kleiner Mann plötzlich von zwei, drei Leuten nicht mehr festgehalten werden kann, dann müßte man diese Rubriken nehmen. Haben wir eine Idee, welches Mittel es sein könnte? Wir müssen nunmehr in die konstitutionellen Symptome gehen und dort suchen. Es gibt eine Rubrik, die dieses Rastlose wiedergibt, das sie geschildert hat. Wie, hat sie gesagt, ist das Kind rastlos? Das Neugierige ist das eine, und wie ist es zu Hause? Am Abend immer lebendiger, ja. Auf jeden Fall heißt das: Dieses Kind ist nie erschöpft. Also, je länger der Abend, desto lebendiger das Kind und desto kaputter die Mutter. Aber was hat die Mutter noch gesagt, was macht das Kind? Klettert es hoch oder was macht es? Es kann nicht stillsitzen, es rennt den ganzen Tag in der Wohnung oder wo auch immer rum. Und da gibt es eine Rubrik »Runs about« [K 75]. Darin haben wir die drei Mittel STRAMONIUM, HYOSCYAMUS und VERATRUM.

(A.): Hat sie eher warm oder kalt?
(MP.): Also, sie friert eher.

Sie ist kalt, das ist eher ungewöhnlich für ein Kind.

(A.): Hat sie viel oder wenig Durst?
(MP.): Sie trinkt sehr wenig. Von Anfang an trank sie am liebsten Tee.
(A.): Was hast Du gern zum Essen, was am liebsten?
(P.): Italienischen Schinken.
(A.): Was hast Du sonst noch gern?
(P.): Tortellini und Spaghetti.

Sie waren gerade in Italien in den Ferien.

(A.): Sonst nichts?
(P.): Curry und Reis.
(A.): Hast Du gerne scharfe Sachen?
(P.): Aber nur ein bißchen scharf.
(MP): Eis und Süßigkeiten hat sie am liebsten. Sie hat am liebsten Eis.

Welches Mittel hat Verlangen nach Schinken, Geräuchertem, Eiskrem? TUBERCULINUM.

(A.): Was hat sie sonst noch gerne?
(MP.): Sie hat gerne Salat und Obst, Cherry-Tomaten, sie hat alles Obst gerne. Am Anfang hatte sie am liebsten scharfe Dinge, Oliven z. B., und bei den Früchten am liebsten Äpfel. Eher die sauren Äpfel. Salzige Dinge hat sie auch gerne.
(A.): Wie schläft sie?
(MP.): Der Schlaf ist sehr gut. Sie schläft zwölf Stunden. Vor dem Mittel ist sie oft erwacht und oft aufgestanden, war sehr unruhig und hat sich immer gekratzt. Sie schwitzt sehr viel am Kopf, jetzt etwas weniger. Das war vor dem Mittel schlimmer. Sie hat in der Nacht immer sehr geschrien, wir wußten nicht, weshalb.
(A.): Hat sie gerne Musik?
(MP.): Ja sehr gerne, sie singt auch gerne. Ruhige Musik, Kinderlieder singt sie gerne.

Wonach frage ich hier? Nach TARENTULA. Welche Musik hat TARENTULA gerne? Rhythmische, heftige, laute Musik.

(MP.): Sie ist gar nicht ordentlich.

Wenn wir die Vorlieben beim Essen weiterverfolgen, zu welchem Mittel kommen wir da? VERATRUM. Saure Früchte, Eiskrem, Salz — in all diesen Rubriken ist VERATRUM ganz hochwertig. Paßt der Rest zu VERATRUM? Die Ruhelosigkeit, die die Mutter hier geschildert hat, ist typisch für VERATRUM. Wir kennen das vielleicht nicht so sehr aus der Literatur, aber Vithoulkas hat eine sehr schöne Beschreibung von der Ruhelosigkeit bei VERATRUM gegeben, und die entspricht diesem Fall. VERATRUM hat eine Art der Ruhelosigkeit, die ziellos ist; sie ist in dieser Rubrik »Runs about« ausgedrückt: Diese Menschen rennen herum, ohne etwas Bestimmtes zu machen. Das sind Kinder, die den ganzen Tag ohne Unterbrechung malen, singen, spielen und nie müde werden — aber die Eltern ermüden, weil die Kinder dauernd ihre Aufmerksamkeit beanspruchen. Und folgendes ist sehr interessant: Ich habe verschiedene Male versucht, aus der Mutter herauszulocken, daß sie sagt: »Ja, das Kind ist so unruhig, es ist furchtbar«, aber sie hat es nie gesagt. Sie hat immer gesagt: »Ja, ja, sie ist fröhlich, und je später der Abend, desto fröhlicher«, aber sie hat nie das Wort ›Unruhe‹ ausgesprochen, sie hat nie ›unmöglich‹ gesagt. Also, es ist eine Unruhe, die einem zwar auf die Nerven geht, einfach weil sie Aufmerksamkeit erfordert, aber es ist keine aggressive, keine unmutige Unruhe.

Das Kind singt und ist fröhlich und spielt, aber dann braucht es vielleicht wieder Blätter zum Malen und dann hat es wieder was anderes — es ist diese Art, die einem auf die Nerven geht, nicht der Charakter an und für sich. Und diese Kinder oder diese Leute werden nur dann aggressiv, wenn sie in ihrer Bewegungsfreiheit eingeschränkt werden. Wenn man versucht, sie zu limitieren, dann können sie aggressiv werden. Oder auch im Spiel, aber das ist keine bösartige Aggressivität, bei ihren Spielen zerschneiden sie vielleicht die Bilder, die sie gemalt haben, in tausend Stücke, oder vielleicht muß auch mal ein Vorhang dran glauben, oder sie reißen mal Pflanzen aus — aber die Aggressivität ist in der Regel nicht gegen Leute gerichtet. Es ist keine maligne Aggressivität.

Wenn wir VERATRUM in den extremen Zustand hineinverfolgen, in die Manie, dann sehen wir, in welche Richtung die VERATRUM-Energie geht. Die Manie hat folgende Schwerpunkte: Sie ist religiös betont, sie hat Elemente von Identitätsproblemen, und sie ist erotisch. Im Repertorium finden Sie unter »religiös« VERATRUM dreiwertig [K 71], und dann schauen Sie sich die Rubrik »Delusions, thinks himself to be Christ« an, also die Vorstellung, Jesus Christus zu sein [K 22]. Dort steht CANNABIS INDICA, und VERATRUM ist ein Nachtrag. Kent beschreibt dieses Symptom in seiner Materia Medica [1010]. Ich selbst hatte einen Patienten, der kam und sagte, er sei Christus und habe das Problem, die ganze Welt erlösen zu müssen, nur glaube es ihm niemand. Er war sehr ruhelos, hatte einen sehr starken Redefluß und war recht hochmütig. Schauen Sie unter »Hochmut«, »Haughty« [K 51] — auch da ist VERATRUM dreiwertig. Leider war er so unruhig — als er das zweite Mal kam, um das Mittel zu holen, mußte er etwas länger warten und ließ dann ausrichten, daß er keine Zeit hätte, so lange zu warten. Das war ein Mann, der nicht arbeitete, er war nicht arbeitsfähig, aber er hatte keine Zeit zu warten, er hatte nicht die Ruhe zu warten. Ich kann jetzt nicht sagen, ob das Mittel gewirkt hat, aber von all den Symptomen her war es VERATRUM. Dann haben wir weitere religiöse Elemente: »Verzweiflung über die religiöse Erlösung«, also »religious despair of salvation«, das ist wiederum ein Leitsymptom für VERATRUM, und es ist auch dreiwertig unter »Beten«. Wir sehen hier überall dieses religiöse Element.

VERATRUM hat auch andere Wahnvorstellungen, z. B. ein Prinz zu sein [K 31] — da haben wir dieses Element des Hochmuts. Es ist das einzige Mittel, das unter »Verschwenden« steht, im Repertorium heißt das: »Squanders money« [K 82]. Dann das Erotische: Wir finden VERATRUM unter »wollüstige Reden«, »Lewd talk« [K 62], oder, wie HYOSCYAMUS, unter »will nackt sein« [K 68: »Naked, wants to be«; VERATRUM ist ein zweiwertiger Nachtrag von Pierre Schmidt], außerdem ist es unter »erotischer Wahnsinn« [K 56: »Insanity, erotic«], und noch in einer kleineren Rubrik: »will jedermann küssen« [K 61: »Kisses everyone«]. Wie welches Mittel? CROCUS SATIVUS. Und es steht auch unter »Nymphomanie« [K 68/69].

Dann zur Gewalttätigkeit: Da finden wir gewisse Hinweise, also »Zerreißen von Sachen«, »Zerschneiden der eigenen Kleider« unter »Destructiveness of clothes« [K 36], »Zerstörung der Kleider«; wenn es nur »Zerreißen« ist, ist TARENTULA höherwertig, aber wenn es effektiv »Zerschneiden« [»cuts them up«] ist, steht VERATRUM alleine. Wir sehen, daß die Gewalttätigkeit von VERATRUM mehr gegen Gegenstände gerichtet ist als gegen Personen.

Jetzt haben wir bereits zwei Zustände für VERATRUM: die Unruhe und die Wahnzustände. Welches ist der dritte? Der Kollaps.

Und dann haben wir die allgemeinen Symptome: VERATRUM friert, und trotzdem hat es Durst auf kalte Getränke, und zwar in großen Mengen — das haben wir schon kennengelernt im Vergleich zu ARSENICUM: Verlangen nach Eis, Eiswürfeln, Eiskrem, Salz und sauren Früchten.

Dieses Kind hat VERATRUM bekommen.

(A.): Es ist jetzt neun Wochen nach dem Mittel. Wie ist es in dieser Zeit gegangen?
(MP.): Sie ist jetzt ausgeglichener, nach dem Mittel war sie zuerst eine Woche ziemlich unmöglich, hat sich dauernd bemerkbar gemacht.

Sehen Sie, auch hier, noch in der Verschlimmerung, sagt sie: Sie ist unmöglich, sie macht sich bemerkbar, sie brauchte noch mehr Aufmerksamkeit. Es ist diese Art der Ruhelosigkeit.

(MP.): Wenn man mit ihr spricht, versteht sie es auch besser, daß sie nicht so toben kann. Sie beruhigt sich jetzt eher. Sie ist immer noch sehr lebendig, aber nicht mehr so extrem.
(A.): Wie ist es mit dem Ekzem gegangen?
(MP.): Sie hat praktisch nichts mehr. In den Kniebeugen habe ich gerade mit der Creme behandelt. Am Anfang habe ich sehr viel eingesalbt, aber jetzt braucht man fast nichts mehr.

Das ist eine Fettcreme. Ich verschreibe solche Dinge gerne selber, dann weiß ich, was die Patienten nehmen. Das Bedürfnis, auch lokal etwas zu unternehmen, ist meist so groß, daß sie sich eh irgendeine Salbe besorgen.

(A.): Beißt es Dich jetzt nicht mehr so fest?
(P.): Ein bißchen.
(A.): Aber nicht mehr so stark wie am Anfang?
(MP.): Ja, jetzt hat sie noch Mückenstiche aus den Ferien.
(A.): Das hat sich jetzt das ganze Jahr so gehalten?
(MP.): Ja, sie ist sehr gesund, wir mußten nie mehr zum Arzt.

Das ist auch so geblieben. Ich habe ihr nur diese eine Dosis geben müssen; die Mutter hat auch gesagt, sie sei allgemein gesünder geworden, sie hatte sonst keine Krankheiten und brauchte sonst nichts mehr.

Betrachten wir jetzt mal die Liste der Unruhemittel etwas näher und fassen diese zu Gruppen zusammen.

Was haben die Mittel TARENTULA, VERATRUM, JODUM und ARSENICUM JODATUM miteinander gemeinsam? Welche Überschrift könnte man dieser ersten Gruppe geben? Motorische Unruhe. Und was steckt hinter dieser Art Unruhe? Bewegungsdrang. Und was steckt hinter dem Bewegungsdrang? Energie. Das ist ein Überschuß an Energie, die einen Auslaß sucht, und diesen Auslaß findet sie in der motorischen Aktivität.

Was ist bei TUBERCULINUM und CALCIUM PHOSPHORICUM das Gemeinsame? Was ist die Ursache ihrer Unruhe? Unzufriedenheit, ›Discontent‹.

Und bei der Gruppe mit ARSENICUM, RHUS TOX. und ZINCUM? Schmerz, ja, und allgemeiner: Leiden, Unwohlsein. Ich habe das in Anlehnung an den Ausdruck ›Discontent‹ bei der vorigen Gruppe ›Discomfort‹ genannt.

Und was verbirgt sich hinter der letzten Art der Unruhe, bei der Gruppe, in der wir ACIDUM SULFURICUM, LILIUM TIGRINUM, ARGENTUM NITRICUM und MEDORRHINUM haben? Eile. Das sind die Mittel, die ein inneres Angetriebensein spüren, aber nicht im Sinne eines Zuviel an Energie, sondern im Sinne von: ›Ich muß mich beeilen, ich muß schnell machen‹.

RUHELOSE MITTEL

I	II	III	IV
Tarentula	Tuberculinum	Arsenicum	Acidum sulfuricum
Veratrum	Calcium phosphoricum	Rhus toxicodendron	Lilium tigrinum
Jodum		Zincum	Medorrhinum
Arsenicum jodatum		Kalium bromatum	Argentum nitricum
ENERGIE	DISCONTENT	DISCOMFORT	EILE

Die anderen erwähnten Mittel lassen sich schwerer einordnen. Dieses Schema ist nur als Hilfe gedacht und erhebt keinen Anspruch auf Vollständigkeit. Es gibt auch viele Mittel, die sehr unruhig sein können, ohne daß die Unruhe ein markantes Leitsymptom darstellt. Wann ist CHAMOMILLA z. B. unruhig? Wenn das Kind erkrankt, z. B. eine Otitis hat oder zahnt, dann will es herumgetragen werden, es ist nicht selber aktiv unruhig. Und was ist prominenter als die Unruhe? Das aggressive Element und das Nicht-wissen-was-sie-wollen. Diese Kinder sind nicht zufriedenzustellen, außer, man trägt sie herum und wiegt sie dabei recht kräftig. SULFUR ist auch ein unruhiges Mittel, aber es ist selten, daß die Unruhe allein uns auf das Mittel führt, meistens sind es andere Symptome. Bei SULFUR ist es eine Art Neugierde und Wißbegier, die hinter der Unruhe steckt. Die Kinder fragen tausend Sachen, sie fragen uns Löcher in den Bauch, wollen alles untersuchen, nehmen alles auseinander. Unruhe ist also nicht das Hauptsymptom für SULFUR, und SULFUR ist nicht das Hauptmittel für Unruhe.

Bei der Einteilung ist es wichtig zu beachten, daß erstens diese Gruppen nicht vollständig sind, sondern nur die Hauptvertreter beinhalten, und zweitens viel mehr Mittel starke Unruhe entfalten können, auch wenn Unruhe üblicherweise nicht zu deren Hauptmerkmalen zählt. Wir schauen uns hier diejenigen Mittel an, an die wir beim Leitsymptom ›Unruhe‹ zuerst denken müssen, um sie entweder durch die weiteren Symptome bestätigt zu sehen oder andernfalls wieder zu verwerfen. Die Einteilung in diese Kategorien kann uns dabei als Eselsbrücke dienen und uns bei der Differentialdiagnose hilfreich sein.

Betrachten wir zuerst die verschiedenen Mittel aus der ›Eile‹-Gruppe. Wann spürt ACIDUM SULFURICUM die Eile am meisten? Wenn Sie das Repertorium unter »Eile« aufschlagen, bekommen Sie die Antwort: Es ist die Eile beim Essen [K 52]. Wie CAUSTICUM und HEPAR SULFURIS haben sie oft fertig gegessen, bevor die anderen richtig angefangen haben. ACIDUM SULFURICUM ist ein Mittel, das die Dinge nicht schnell genug tun kann. Wenn Sie einen ACIDUM-SULFURICUM-Patienten in der Praxis haben, dann sitzt er bereits auf seinem Stuhl, wenn Sie die Tür noch nicht richtig geschlossen haben und ist schon bereit zum Gehen, bevor Sie überhaupt die Therapie besprochen haben. Die sind dauernd, dauernd in Eile. Sie können das mit diesem weißen Hasen in »Alice im Wunderland« vergleichen, der mit der großen Uhr durch die ganze Welt rennt und immer sagt: »Sorry, sorry, ich habe keine Zeit!« Der kann nirgends anhalten, er muß immer schnell, schnell weiter. Zudem gibt es ein paar Begleitsymptome in dieser Hast wie z. B. »Schwitzen«, und es ist eine gewisse Angst dahinter, nicht schnell genug zu sein. ACIDUM SULFURICUM ist auch eines der Hauptmittel bei Folgen von Smog, also bei Schwäche und Symptomen von Smog.

LILIUM TIGRINUM — das finden Sie auch im Repertorium — verspürt die Eile bei der Arbeit, bei der Beschäftigung [K 52]. Diese Leute würden am liebsten drei, vier Sachen gleichzeitig erledigen. Die Patienten haben einen hysterischen Charakter. Sie nehmen einem alles übel. Den ›falschen Blick‹ oder das laute Schließen der Türe oder was auch immer beziehen sie sofort auf sich und machen einen großen Aufstand. Großes sexuelles Verlangen steht im immerwährenden Widerspruch zu religiösen Gefühlen. LILIUM TIGRINUM ist ein sehr warmes Mittel.

Dann ARGENTUM NITRICUM — wo hat das seine Eile? Beim Gehen. Und warum? Es will rechtzeitig am Ort sein. Ein ARGENTUM-NITRICUM-Kind z. B. hat immer Angst gehabt, zu spät zu kommen. Es geriet in regelrechte Panikzustände, jedesmal, wenn es mit der Mutter in einen Bus wollte. Es fühlte sich gedrängt, zu rennen, um zur rechten Zeit da zu sein. In einem anderen Fall handelte es sich eher um Neugier. Das Kind ging überallhin. Wenn es z. B. im Sprechzimmer entdeckte, daß etwas hinter einem Buch war, ist es aufgestanden und mußte nachschauen, was dahinter war. Das paßt ja auch ins Bild von ARGENTUM NITRICUM, diese Impulse, Dinge zu tun, die einem in den Kopf kommen, diesen Dingen gleich nachzugehen. Es hatte auch diese starken, lebhaften Vorstellungen von ARGENTUM NITRICUM.

Wie ist die Eile bei MEDORRHINUM? Wir alle kennen das Leitsymptom: Gefühl oder Angst, jemand steckt hinter ihnen. Wir können diese Idee übernehmen: Sie haben das Gefühl und die Angst, jemand verfolgt sie und treibt sie an, treibt sie an beim Gehen, bis sie schließlich rennen, treibt sie an, die Dinge schnell zu tun. Und so machen sie alles in einer inneren Hast, wollen alles schnell erledigen. In dieser Hast haben sie dann das andere Leitsymptom: das Gefühl, als ob die Zeit zu langsam verginge. Sie kommen in Streß und können sich nicht mehr konzentrieren, bis sie schließlich zusammenbrechen und dann Angst bekommen, daß sie zu spinnen beginnen. Bei MEDORRHINUM haben wir auch dieses Sprunghafte, von einem Extrem ins andere. Diese Leute sind nicht immer ruhelos. Charakteristisch ist das Anfallartige. Sie sind sehr ruhelos und aktiv, dann wiederum sind sie total schlapp und machen nichts. Das kann von einem Extrem ins andere hin und her wechseln, beim selben Patienten. Sie können auch Anfälle haben von Wut und Leidenschaft und dann wieder eher gleichgültig sein. Aber typisch ist, daß die Ruhelosigkeit oder die Wut nicht immer da ist, der Zustand ist sprunghaft und wechselt. Die Kinder sind oft kleinwüchsig und wirken unterernährt. Und noch ein Symptom, das man kennen sollte, gerade bei Kindern: das ›dirty-nose-Syndrom‹. Also Kinder, die ständig gelben Schnupfen haben, immer Schleim in der Nase haben und dauernd hochziehen. Sie schlafen üblicherweise in der Bauch-Knie-Lage — später, wenn sie größer sind, auf dem Bauch —, und sie verlangen vor allem welche Art von Speisen? Saures, saure, auch grüne Früchte. Verlangen nach sauren Früchten ist charakteristisch für VERATRUM, aber die grünen Früchte sind typisch für MEDORRHINUM. MEDORRHINUM hat außerdem gerne Eis, Salz und Stimulantien, vor allem Kaffee und Alkohol, aber auch gemischte Geschmacksrichtungen wie süß-sauer. Ein weiteres Mittel, das auch sehr hochwertig in diesen ›Eile‹-Rubriken zu finden ist, TARENTULA, besprechen wir bei der Gruppe der ›Energie‹-Mittel.

Nun zu den Mitteln der Gruppe ›Discomfort‹. Weshalb bewegt sich RHUS TOX.? Bei RHUS TOX. schafft Bewegung Erleichterung, der Patient bewegt sich, weil in der Ruhe seine Glieder steif werden und schmerzen. Und wenn er sich bewegt, spürt er nach einer anfänglichen Verschlimmerung eine Erleichterung seiner Beschwerden. RHUS TOX. ist ein kaltes Mittel, wie auch ARSENICUM. Diese Unruhe, diesen Wunsch nach Stellungswechsel finden wir im Repertorium unter »Allgemeines«: »Besser durch Wechsel der Stellung« [K 1347]. Da sehen wir RHUS TOX. und IGNATIA dreiwertig.

Dieser Wunsch, die Position zu wechseln, kann den Patienten, wie bei ARSENICUM, aus dem Bett heraustreiben. Er bewegt auch die Beine in der Nacht, aber nicht wie MEDORRHINUM oder SULFUR, um eine kühle Stelle zu finden, sondern einfach, um sich Erleichterung von der Steifigkeit zu verschaffen.

Bei ARSENICUM steckt etwas anderes dahinter. Da kommt die ganze Unruhe aus der Angst, aus der Verzweiflung und Hoffnungslosigkeit heraus. Aber sie kann auch eine andere Ursache haben — was ist ein typisches Charaktermerkmal bei ARSENICUM? Das Pedantische. Sie können dazu die Rubrik finden:»Kann nicht ruhen, bis alles an seinem Ort ist« [K 72:»Rest, cannot, when things are not in proper place«], und darin sind nur ARSENICUM und ANACARDIUM ORIENTALE. Wie RHUS TOX. ist ARSENICUM schlimmer durch Kälte; aber was unterscheidet ARSENICUM von RHUS TOX., abgesehen von der Angst und der Schwäche? Auch, wenn die Patienten noch nicht so schwach sind: die Bewegung erleichtert nicht, im Gegenteil, sehr oft schwächt sie nur. Und dann haben wir die anderen ARSENICUM-Symptome, wie »schlimmer Mitternacht, 1-2 Uhr«, »Durst nach kleinen Mengen« etc.

Wo finden wir die Ruhelosigkeit bei ZINCUM? Ganz ausgeprägt in den Beinen. Und was steckt dahinter? Es ist eine Übererregbarkeit des Nervensystems. In fortgeschritteneren Fällen haben wir nicht nur die unruhigen Beine, sondern auch Zuckungen und Konvulsionen als Ausdruck dieses überreizten Nervensystems. Die Patienten sind sehr empfindlich gegen alle Sinneseindrücke, gegen Geräusche, Stimmen, und auch ihr Geist ist sehr hyperaktiv, kann nie ruhen, ist überdreht. Ich erinnere mich an einen Knaben im London-Seminar. Er war in der Schule ein oder zwei Klassen voraus, aber dies war nicht gesund, sein Geist war übererregt. Emotional hatte er große Schwierigkeiten, aber geistig war er zu weit. Auf ZINCUM verschwand das Asthma, emotionell machte er große Fortschritte, aber über die folgenden Jahre fiel er in der Schule auf seine Altersstufe zurück! Dies ist eine Bestätigung dafür, daß seine fortgeschrittene Intelligenz auf einer krankhaften Überstimulation beruhte. So etwas den Eltern zu erklären, wird nicht immer leicht sein. Wichtige Symptom-Modalitäten bei ZINCUM sind: »Schlimmer vor den Menses« und »besser mit dem Fluß der Menses«, also wie bei LACHESIS. Auch Wein verschlimmert. Da ist wieder dieses Überreizte, das erträgt nicht noch mehr Stimulation. Wie kann ZINCUM, ein ZINCUM-Kind, zu einer Mühsal werden? Die unruhigen Beine können einen unter Umständen nervös machen, und vor allem: ZINCUM belästigt jeden mit seinen Beschwerden. Sie finden das im Repertorium: »bedrängt jedermann mit seinen Beschwerden« [K 89: »Torments everyone with his complaints«].

Von der ›Energie‹-Gruppe haben wir VERATRUM bereits besprochen: das ist eine ziellose, unproduktive Energie, die zu nichts führt. TARENTULA hat auch ein Übermaß an Energie, aber hier kann sie konstruktiv gebraucht werden. Diese Menschen haben extrem viel Energie, sie müssen sie aufbrauchen. Sie müssen rennen, und wenn sie auf der Straße gehen, sind die Leute vor ihnen zu langsam; sie haben innerlich das Gefühl, sie sollten schneller gehen. Und da ist wichtig zu fragen, ob dies auch für fremde Leute gilt? Also nicht, wenn ich mit jemandem spazierengehe und denke, der geht zu langsam. Nein, TARENTULA hat dieses Symptom auch, wenn jemand Fremdes vor ihm geht: Der soll jetzt aus dem Weg, der soll schneller gehen. Überall finden wir Hinweise auf diese Eile bei TARENTULA: in der Rubrik »Compelling rapid walking« [K 73] oder unter »Hurry while walking« [K 52]. Wir finden es auch unter »Desire for mental work« [K 95]. TARENTULA sehnt sich nach einer geistigen Betätigung, weil diese Energie da ist, die ausgelebt werden muß. Eine Bekannte in England, die epileptische Anfälle hatte und extrem intelligent ist, hat in ganz jungen Jahren bereits eine leitende Stelle an einer Universität, bei einem wichtigen Projekt bekommen. Sie konnte Tag und Nacht arbeiten. Wenn sie gerade nicht am Arbeiten war, dann hat sie zu Hause Holz geschnitzt, daß die Späne nur so flogen. Ich erlebte sie auch mal in einem Pub: Sie saß kaum, als sie sich schon in alle Richtungen umsah, mehrmals aufsprang, um diesem und jenem ein neues Bier zu holen oder einen Neuankommenden zu begrüßen. Als sie dann eine Liebesgeschichte hatte, die unglücklich verlief, kamen die epileptischen Anfälle. Der überregte Zustand und dazu dieses emotionale Trauma, das hat zu einem epileptischen Anfall geführt.

Nach einer Gabe TARENTULA M ist sie eine Nacht hindurch gelaufen, sie konnte weder sitzen noch schlafen, sie mußte einfach gehen, hatte dann nochmals einen epileptischen Anfall und seither nicht mehr.

TARENTULA-Patienten sind nach Vithoulkas' Beschreibung wie eine gespannte Feder, geballte Kraft, die nur darauf wartet, gebraucht oder losgelassen zu werden. Sie müssen alles schnell machen, sie sind sehr effektive Arbeiter. Vithoulkas sagt, das sind Leute, die sehr geeignet sind z. B. als Journalisten oder Fluglotsen, wo man unter extremem Streß und Zeitdruck anspruchsvolle Aufgaben erfüllen muß. Wir haben es vorhin erwähnt, diese Patienten fühlen sich besser, wenn sie rhythmische Musik hören, weil das diese Energie kanalisiert. Und darum hat man früher auch getanzt. Als Therapie mußten Leute, die von der Tarantel gebissen worden waren, tanzen. Im ersten übererregten Stadium wurde das Gift ausgeschieden, dann folgte die Beruhigung. Deshalb finden wir TARENTULA sowohl in der Rubrik »Musik verbessert« [K 79] als auch unter »Ruhelos von Musik« [K 74]. Es sind Leute, die manchmal noch zwei-, dreimal um den Block rennen, bevor sie überhaupt schlafen können. Das gibt uns eine Idee von dieser enormen Energie, die aber konstruktiv gebraucht werden kann. Ängste finden wir praktisch keine bei TARENTULA, und wenn, dann ist es die Angst, Dinge nicht schnell genug erledigen zu können. Die Aggressivität bei TARENTULA schließlich ist schon größer als bei VERATRUM. Zuerst ist sie versteckt. Wir finden sie unter »Malicious« oder »Cunning«, als listig, schlau und hinterhältig. Es ist so etwas Fuchsartiges an TARENTULA-Leuten. Manchmal haben sie so einen füchsischen, man könnte fast sagen, hinterlistigen Blick. Sie finden Wege, zu ihrem Zeug zu kommen und können gewaltig aggressiv werden, wenn sie zurückgebunden werden. Sie finden es unter »Anger when touched«; das ist ein Leitsymptom für TARENTULA. Also: Wut, wenn sie berührt werden. Man könnte auch sagen: Wenn man versucht, sie zu halten, dann kommt's. Bei TARENTULA kann die Wut dann wirklich offen und auch gegen jemanden gerichtet sein. Wir finden es in vielen Rubriken: in »Wut«, in »Dinge zerbrechen«. Wir haben es vorher gesehen unter »Zerreißen der Kleider«. Aber charakteristisch an dieser Wut ist, daß sie sich gegen die eigene Person richtet. Die Patienten reißen sich an den Haaren, schlagen mit dem Kopf gegen die Wand. Wenn man sie einengt, dann wollen sie sich einfach befreien. Die Aggression ist nicht absichtlich gegen jemanden gerichtet, aber wenn Sie im Weg stehen, haben Sie Pech gehabt. TARENTULA hält dann nicht an. Diese Menschen verletzen andere nicht absichtlich, aber es kann durchaus im Affekt geschehen.

Vergleichen wir diese Wut einmal mit anderen aggressiven Mitteln. Bei STRAMONIUM ist die Wut anfallartig. Es ist ein Hervorbrechen aus dem Unterbewußten. Die Patienten sind außer sich. Betroffene Mütter sagen oft: »Das ist gar nicht unser Kind in diesem Wutanfall.« MERCURIUS-Patienten haben den starken Wunsch und Impuls, jemanden zu schlagen und zu töten, aber sie kontrollieren sich. Bei NUX VOMICA treten Wut und Aggression immer mit einem Grund und situationsbezogen auf. Etwas läuft nicht im Geschäft, und dann schmeißen sie den Hörer hin und sagen all die wüsten Wörter, und nachher ist es wieder vorbei.

STAPHISAGRIA wirft, ja, aber bei STAPHISAGRIA wird die Wut in vielen Fällen unterdrückt. Ich frage oft: »Werfen Sie Dinge oder möchten Sie gerne werfen?« STAPHISAGRIA hat oft nicht den Mut oder zuviel Angst, den anderen zu verletzen. Ich habe eine STAPHISAGRIA-Patientin, die hatte eine große Auseinandersetzung mit ihrem Ehemann, und als der Punkt erreicht war, wo sie zu stark bedrängt wurde und ihr kein Fluchtweg mehr offen stand, hat sie das Becken mit dem Wasser und dem Geschirr ergriffen, aber sie hat das Glas herausgenommen, bevor sie ihm das Becken an den Kopf geworfen hat. Auch wenn STAPHISAGRIA im Extremzustand gar zum Massenmörder werden kann, ist es doch charakteristischer, daß sie auch da nicht mit Wut reagieren, wo sie sollten. Für mich wurde es zu einem zuverlässigen STAPHISAGRIA-Symptom, wenn eine Patientin eine lange Geschichte von Unterdrückung und Demütigung erzählt, ohne jeglichen Groll, und ich stellvertretend Wut in mir aufsteigen spüre.

HYOSCYAMUS hat eine versteckte Wut. Das sind die Kinder, die sehr eifersüchtig sind, und die das Geschwister mal schnell im Vorbeigehen plagen, wenn's niemand sieht. Aber HYOSCYAMUS und STRAMONIUM können auch töten — STRAMONIUM offen im Wutanfall, es ist mehr eine anfallsmäßige, ›heiße‹ Wut, nicht eine ausdauernde Aggression, und HYOSCYAMUS ist so hintenherum. Der Knabe, der so im Vorbeigehen dem Geschwister schnell eine auswischt, so schnell ein Schlag, den sonst niemand sieht. Dabei ist das Schlagen eine bevorzugte Art der aggressiven Äußerung bei HYOSCYAMUS [K 84]. Oder, wie Vithoulkas schreibt, das Geschwister sitzt in der Nähe der Klippe, und er gibt nur so einen ganz kleinen Schubs. Nicht eigentlich »Ich will ihn töten«, sondern nur so ein Schubs, und dann fällt es runter. Also diese Art von nicht offen ausgetragener Aggression.

Zurück zu den Unruhemitteln. Als nächstes ›Energie‹-Mittel: JODUM. Bei JODUM haben wir wiederum eine unproduktive Art der Ruhelosigkeit. Wie bei TARENTULA steckt eine unmäßige Energie dahinter, die zu einer extremen Ruhelosigkeit führt. Er muß arbeiten, muß sich bewegen, muß rennen, muß reden. Er redet über alles, was ihm in den Sinn kommt, aber unproduktiv. Das Kind rennt dauernd. Wenn Sie ihm sagen: »Geh das holen«, dann rennt es. Es rennt in die Schule, es rennt vom Essen in sein Zimmer. Es macht die Aufgaben stehend, es kann nicht sitzen, und es findet immer tausend Gründe, noch schnell dieses oder jenes zu holen oder zu bringen. Es hat immer Gründe, irgendwo etwas zu tun, aber das ist eine sinnlose Aktivität. JODUM-Patienten laufen auf und ab, sie sind dauernd beschäftigt, aber es kommt nicht viel dabei heraus. Wie VERATRUM und TARENTULA sind sie unermüdlich. Diese Mittel der ›Energie‹-Gruppe schaffen alle anderen, aber sie selbst sind nie erschöpft. VERATRUM kann erschöpft sein, aber nur bei diesen choleraähnlichen Zuständen. JODUM kann auch aggressiv werden, und zwar hat es Impulse zu töten, aber diese Impulse kommen nur dann, wenn der Patient in seinem Bewegungsdrang gestoppt wird. Und dann wissen wir von JODUM, daß es eines der heißesten Mittel ist, daß es einen sehr großen Hunger hat und trotzdem abmagert. Der ganze Körper magert ab, außer den Drüsen. Die Drüsen können wir palpieren, die sind vergrößert bei JODUM. Wir haben ein Kind, das ißt auch in der Sprechstunde, und die Mutter hat immer irgendwelche Dinge in der Tasche, die das Kind essen kann. JODUM ist besser vom Essen und besser an frischer Luft. Es entspricht dem Bild der Hyperthyreose. Was wir, glaube ich, weniger beim Kind finden, aber was sich bei JODUM-Patienten durch alle Stadien hindurchzieht, also auch später, wenn sie mehr in ihre Wahnvorstellungen geraten, ist die Angst, daß sie etwas vergessen haben. Sie haben Hunderte von Zettelchen überall verstreut, die sie dann auch wieder vergessen, aber sie schreiben sich alles auf.

Schließlich ARSENICUM JODATUM: Damit habe ich wenig Erfahrung. Wie es beschrieben ist, ist es ein typisches ARSENICUM-Bild, aber sehr heiß. Und diese Kinder oder Leute sind sehr, sehr ruhelos. Es scheint häufiger angezeigt bei Kindern, vielleicht habe ich bisher alle verpaßt. Also viele ARSENICUM-Kennzeichen, etwas pedantisch, aber sehr heiß. Sie klettern überall herum und hoch, sie sind sehr ruhelos. Und das JODUM-Element bewirkt auch, daß sie nicht erschöpft werden und daß ihnen warm ist.

Nun die beiden Mittel der Gruppe ›Discontent‹: TUBERCULINUM und CALCIUM PHOSPHORICUM sind sich sehr ähnlich. Bei beiden haben wir als treibenden Faktor das Element der Unzufriedenheit. Aber dahinter stecken ganz unterschiedliche Ursachen. Bei TUBERCULINUM haben wir dieses innerliche Brennen. Es ist wie der Tuberkulosepatient, der spürt, daß sein Leben nicht ewig dauern wird und der versucht, innerhalb von ein paar Jahren sein ganzes Leben zu leben. Er geht und sucht neue Situationen, er will mehr, will alles erleben, und er gibt sich wirklich hinein und macht so viele Erfahrungen wie nur möglich. Sobald es dann aber Routine wird, sobald er alle Möglichkeiten erfahren und ausgeschöpft hat, wird es für ihn langweilig, und dann geht er. Und dort kommen wir zu einem wichtigen Charakteristikum von TUBERCULINUM, der Reiselust [»Travel, desire to«, K 89] — das ist der Kosmopolit, der von einer Situation zur anderen geht.

Bei CALCIUM-PHOSPHORICUM-Patienten steckt eine andere Dynamik dahinter. Nach einem Kummer oder einem anderen Einfluß haben sie ihre Vitalität verloren und entwickeln eine Art Trägheit auf allen Ebenen. Sie spüren und sehen, daß irgendetwas nicht mehr stimmt, daß nicht mehr alles funktioniert wie bisher. Und sie wissen nicht warum. Daraus entsteht diese Unzufriedenheit. Aber auch wenn sie in eine neue Situation hineinkommen, wissen sie nicht, was sie damit anfangen sollen. Es ist wie ein Nicht-Aufnehmen-Können, eine Art Unfähigkeit zu assimilieren, wie wir sie auf der digestiven Ebene kennen. Die Verdauungsstörungen, die »Indigestion«, oder das Kind, das die Muttermilch verweigert. Der Patient kann das Neue nicht aufnehmen, es gibt keine Auseinandersetzung mit der neuen Situation. Er weiß nicht, was er damit anfangen soll und ist eigentlich schon zu Beginn gelangweilt, nicht erst, nachdem er sich damit auseinandergesetzt hat. Dort kommen TUBERCULINUM und CALCIUM PHOSPHORICUM dann wieder zusammen: beide gehen von einem zum anderen; allerdings aus verschiedenen Gründen.

Wenn CALCIUM-PHOSPHORICUM-Menschen stimuliert werden, dann können sie sich besser mit etwas beschäftigen.

In der Art, wie sie ihre Unzufriedenheit ausdrücken, unterscheiden sich TUBERCULINUM und CALCIUM PHOSPHORICUM. TUBERCULINUM wird eklig, verletzt die Eltern, die anderen Leute, beschimpft sie, oder, was ganz charakteristisch ist: Diese Kinder nehmen etwas, von dem sie spüren oder wissen, daß es die Mutter oder der Vater sehr gerne hat, und zerbrechen es. Es steht also eine gewisse Absicht dahinter. Die Mutter sagt oft, ihr Kind sei so provokativ. Diese Leute provozieren absichtlich eine Reaktion. Wir finden TUBERCULINUM im Repertorium unter »Wunsch, Dinge zu zerbrechen« [K 10: »Break things, desire to«], und auch unter »Malicious«, boshaft, nicht jedoch unter »Sympathetic«, mitfühlend. Dort finden wir aber seinen Partner CALCIUM PHOSPHORICUM. Dies ist ein Nachtrag von Vithoulkas: CARCINOSINUM und CALCIUM PHOSPHORICUM unter »Sympathetic«, mitfühlend. Hier kommt das PHOSPHOR-Element bei CALCIUM PHOSPHORICUM zum Ausdruck. Bei CALCIUM PHOSPHORICUM haben wir nicht diese Aggressivität und diese Boshaftigkeit, sondern im Gegenteil ein gewisses Mitfühlen. Diese Menschen drücken ihre Unzufriedenheit nicht über Aggressionen aus; dafür jammern und klönen sie den ganzen Tag.

Sowohl Calcium phosphoricum als auch Tuberculinum haben eine Tendenz abzumagern, obwohl ja beide gerne Fett und geräucherte Speisen mögen. Bei Tuberculinum-Patienten ist es in der Regel so, daß sie keinen Hunger haben. Sie essen fast nichts. Sie haben keine Zeit zum Essen, sie haben Wichtigeres zu tun. Sie können auch übermäßigen Hunger haben, aber dann kommt das andere zum Zug: Sie verbrennen zu stark. Das ist dieses innerliche Brennen — sie leben sehr intensiv, dann essen sie entweder nicht, oder wenn sie essen, verbrennen sie es zu schnell und magern ab. Calcium phosphoricum kann die Nahrung nicht aufnehmen, kann sie nicht assimilieren. Und obwohl es im Gegensatz zu Tuberculinum großen Hunger hat, verliert es an Gewicht.

Sowohl Tuberculinum als auch Calcium phosphoricum haben ein erhöhtes Sexualverlangen, wovon bei Tuberculinum vor allem die Männer betroffen sind. Sie kennen sicher diese Geschichten, die Krankenschwestern von Tuberkuloseheimen zu erzählen wissen, dieses gesteigerte Sexualverlangen, das Betatschen des Pflegepersonals durch die Tuberkulosekranken. Bei Calcium phosphoricum bezieht es sich mehr auf die Frau. Wir finden es unter »Nymphomanie« und auch unter vielen Rubriken, die Menstruationsstörungen betreffen.

Die Ängste sind verschieden. Tuberculinum hat die charakteristische Angst vor Hunden und — noch charakteristischer — vor Katzen. Tuberculinum hat eine starke Affinität zu Katzen, sei es Angst, Abneigung oder Liebe. Bei Problemen mit Katzen, wie Asthma oder Allergie gegen Katzenhaare, müssen wir immer an Tuberculinum denken. Bei Calcium phosphoricum haben wir die Ängste, die wir von Calcium carbonicum her kennen, Angst vor der Dunkelheit, vor Gespenstern, Insekten etc. Beide haben eine Verschlimmerung ihrer Beschwerden bei Wetterwechsel. Aber auch hier gibt es einen kleinen Unterschied. Sie können ihn im Kent auf Seite 1347 finden. Unter »Schlimmer bei Wetterwechsel von kalt nach warm« [»Change of weather from cold to warm aggravates«] finden wir Tuberculinum dreiwertig. Bei Calcium phosphoricum dagegen verschlimmert der Wechsel »von warm nach kalt«.

Ein weiterer Unterschied bezieht sich auf den Ort, wo sich die Krankheit vorzugsweise manifestiert. Bei Tuberculinum sind es die Lungen, die Drüsen, die Gelenke. Es ist auch eines der Mittel bei akutem Gelenkrheumatismus und bei Tuberkulose, Schwitzen

	TUBERCULINUM	CALCIUM PHOSPHORICUM
unzufrieden	›innerliches Brennen‹, spüren, daß sie nicht ewig leben werden, versuchen ganzes Leben in ein paar Jahren zu leben.	Mangel an Vitalität auf allen Ebenen, nach einem Kummer etc. Entwickeln eine Art TRÄGHEIT. Spüren, daß sie nicht mehr richtig funktionieren, daß etwas nicht stimmt — wissen nicht, was, werden unzufrieden.
in neuer Situation	erforschen alle Möglichkeiten, machen intensive Erfahrungen, »keine Zeit für Unwichtiges, für Essen« — sobald alle Möglichkeiten ausgeschöpft, sobald Routine → Langeweile.	können diese nicht in sich aufnehmen, Art von mangelnder Assimilation (wie bei Nahrungsaufnahme: Dyspepsie, Kind verweigert Muttermilch). Keine Interaktion, keine Auseinandersetzung, wissen nicht, was mit dem Neuen anzufangen ist. > wenn stimuliert werden (kommen aus der Trägheit heraus). → Gelangweilt schon zu Beginn → verlassen das Alte, weil sie nichts damit anfangen können.
Cosmopolitan	suchen nach neuen Erfahrungen, verlassen das Alte.	verlassen das Alte, weil sie nichts damit anfangen können.
mühsam	werden eklig, garstig aus Unzufriedenheit heraus, beschimpfen andere, verletzen absichtlich, zerbrechen absichtlich die Lieblingsvase. Provokativ, manipulativ. Sind *nicht* einfühlsam.	beginnen zu jammern + klönen in ihrer Unzufriedenheit, nicht aggressiv (Calcium- und Phosphor-Element), mitfühlend.
Abmagern	trotz *Verlangen nach Fett* — haben keinen Hunger, essen fast nichts (oder extremer Hunger), verbrennen die Nahrung schnell.	trotz *Verlangen nach Fett* — können nicht richtig assimilieren, trotz großem Hunger Abmagern. (Dyspepsie, Kind verweigert Brust. Knochen langsam im Heilen.)
Sex hoch	vor allem bei Männern.	vor allem bei Frauen.
< Wetterwechsel	kalt → warm.	warm → kalt.
ÄNGSTE	Tiere, Hunde, KATZEN.	Calcium-Ängste: Dunkelheit…
FOKUS	Lungen, Drüsen, Gelenke; Fieber; TB, Schwitzen, Schwäche.	HWS, Uterus, Knochen/Zähne; Menses (Dysmenorrhoe), Wachstumsperiode (Wachstumsschmerz, Schulkopfweh, langsame Zahnung, spätes Gehen, Redenlernen, offene Fontanellen).

und Schwäche. CALCIUM PHOSPHORICUM hat als Schwachpunkte den Nacken — es ist eines der Hauptmittel bei Tortikollis, speziell durch kalten Luftzug — und den Uterus (Mensesbeschwerden). Außerdem ist CALCIUM PHOSPHORICUM eines der Hauptmittel in der Wachstumsperiode, z. B. bei Wachstumsschmerzen; in der Rubrik »Pain, leg, growing pain« [K 1075] müßte es nachgetragen werden. Kopfweh bei Schulmädchen, offene Fontanellen, verzögertes Heilen von Knochen, verzögertes Wachstum der Zähne, spätes Gehen- und Sprechenlernen — in all diesen Rubriken finden wir CALCIUM PHOSPHORICUM.

Zum Schluß ein kurzer Überblick. Der Patient leidet, aber bei diesen Mitteln leidet oft auch die Familie. VERATRUM-Patienten gehen einem auf die Nerven, weil sie dauernd Aufmerksamkeit verlangen. Sie sind nicht aggressiv, aber pausenlos läuft etwas, dauernd müßten wir ein Auge auf sie haben. Bei TARENTULA ist das schon anders. Da fliegt alles herum, sie zerstören auch Dinge. JODUM-Kinder können uns auf die Nerven gehen, weil sie ewig rumrennen und dauernd essen wollen. TUBERCULINUM ist schon mehr gegen uns gerichtet; diese Menschen zerbrechen Dinge, sind absichtlich boshaft. Bei CALCIUM PHOSPHORICUM ermüdet uns das dauernde Jammern und Klönen und daß sie nicht wissen, was sie tun sollen. ZINCUM wippt ständig mit den Beinen und klagt dauernd über Beschwerden. Bei ARSENICUM ist es der Wunsch, immer jemanden bei sich zu haben. Die können nicht alleine sein. Die Mutter oder der Vater müssen immer da sein, weil sie sonst Angst kriegen.

FALL 7

Jetzt zu unserem nächsten Fall: Ein zweijähriger Knabe mit ausgeprägter Neurodermitis. In bezug auf Unruhe war dies der schlimmste Fall, den ich behandelt habe. Wenn er zur Konsultation kam, mußte ich hinterher nicht nur das Wartezimmer aufräumen, nein, Wartezimmer, Gang, Büro, mein Sprechzimmer, alles war in einem absoluten Chaos. Während der Konsultation saß auch die Mutter kaum eine Minute, da sie ihn dauernd wieder von irgendwoher herunterholen oder verhindern mußte, daß er zum Fenster hinausfiel. Aber Grund für die Konsultation war nicht dies, sondern die Haut. Wir werden hören:

(A.): Sie sind mit Adrian 1986 zu mir gekommen. Weswegen sind Sie gekommen?
(MP.): Ich bin gekommen wegen des Jungen, weil das Ekzem stärker geworden ist an Händen und Füßen. Am Anfang hatte er nur einen roten Ausschlag am Po.
(A.): War der sehr ausgeprägt, dieser Ausschlag?
(MP.): Der war sehr ausgeprägt, ja. Sehr rot, und ich brachte ihn kaum weg. Und erst nachher kam dann das Ekzem an den Händen und Füßen. Und nachher dann an den Beinen bis hier herauf. Es ist aufgetreten, als ich angefangen habe, ihm Milchprodukte zu geben, wie Käse. Am Anfang war es ja gut, fürs erste, und ich habe dann erst einen Monat später entdeckt, daß es der Milchschorf sein könnte, und ich habe dann alles aufgehört und ihn weiter gestillt.
(A.): Wurde es besser dadurch?
(MP.): Ja, es wurde besser, und ich habe wirklich alle Eßwaren eingestellt und nur noch gestillt.
(A.): Mit Stillen war das erträglicher, und sonst war es immer schlimmer?
(MP.): Ja. Es hat ihn auch sehr stark gebissen, und die Nächte wurden lang mit Kratzen.
(A.): War es in der Nacht schlimmer?
(MP.): In der Nacht, vor allem, wenn er im Halbschlaf war, hat er angefangen zu kratzen, bis er dann schreiend erwacht ist.
(A.): Gab es noch andere Momente, wo der Juckreiz schlimmer oder besser war?
(MP.): Ja, ich entdeckte auch, daß er keine Wollsachen tragen konnte, alles riß er von sich, strampelte die Socken weg, und der Pullover wurde immer gleich nach hinten gestoßen, oder er hob ihn auf und versuchte, einen nackten Bauch zu machen. Als er dann anfing zu laufen, war er sehr aktiv, alles flog weg.

Bei einer sehr stark ausgeprägten Windeldermatitis, mit intensiver, scharf begrenzter Rötung denken wir an welches Mittel? An MEDORRHINUM. Hier nennt sie zwei mögliche auslösende Ursachen: Milch [K 1363] und Wolle [K 1329]. Ich frage jetzt noch gezielt nach weiteren Modalitäten.

(A.): Wie ist es mit Wasser, z. B. mit Baden?
(MP.): Im Wasser, da war er sehr gerne.
(A.): Da war er gerne? Hat es ihn dann auch weniger gejuckt?
(MP.): Ja.
(A.): Wie ist es mit Wärme oder Sonne oder Draußensein?

(MP.): Am Anfang, im Frühling, als die Sonne so richtig hervorkam, da wurde er ganz rot, dann dachte ich, das wäre schlecht, und habe ihn wieder angezogen. Aber als es heißer wurde, merkte ich, daß er das vertragen konnte.
(A.): Daß es nicht schlimmer wurde in der Sonne.
(MP.): Nein, nur am Anfang, bis er sich an die Sonne gewöhnt hatte, und dann war es gut.
(A.): Hat er sich auch gekratzt?
(MP.): Ja, sehr, die Hände und Füße waren manchmal eine Wunde. Auch jetzt, jetzt auch wieder, jetzt fängt es wieder an. Das Wetter hat gewechselt, es hat schon wieder angefangen, er blutet schon wieder.

Wir haben jetzt gehört, was die Mutter über die Neurodermitis zu sagen hat. Können wir etwas damit anfangen? Obwohl die Ausschläge extrem sind und recht maligne aussehen und er sich wund kratzt, ist es nur ein lokales Symptom und wir finden hier wenig brauchbare Information. Wenn wir die Lokalisation beachten, kommen wir auf GRAPHITES. Doch Ausschläge in den Gelenkbeugen sind typisch bei Neurodermitis, und das Symptom verliert dadurch seine Bedeutung. Darüber hinaus ist der typische GRAPHITES-Ausschlag mehr feucht mit gelber, klebriger Absonderung und weniger juckend. Der nächtliche Juckreiz, die Verschlimmerung durch Milch und Wolle und die Verschlimmerung durch Kratzen deuten auf SULFUR. Was uns stört, ist die Verbesserung durch Baden. Auch auf RHUS TOX. und andere Mittel gibt es Hinweise; es sticht jedoch kein Mittel besonders hervor. Aber wir sind in der Homöopathie glücklicherweise nicht auf die Lokalsymptome angewiesen, wir haben ja noch weitere Informationen zu erwarten.

(A.): Können Sie ihn beschreiben, wie er als Kind ist?
(MP.): Man sieht es [lacht]: Er hat keine Rast und keine Ruhe, aber trotzdem ist er etwas ruhiger geworden. Er kann sich jetzt gut irgendwo hinsetzen und ein Weilchen alleine spielen oder auch ein Buch angucken, er zählt still vor sich hin, ohne daß er sich irgendwie kratzt, aber manchmal sitzt er auch auf einem Stuhl und kratzt einfach.
(A.): Wie war das vorher mit der Lebhaftigkeit?

Das Kind zeigt hier noch eine milde Ruhelosigkeit. Ich würde diese aber nicht als pathologisch bezeichnen. Wenn die Mutter jetzt das

Kind schildert, achtet mehr auf den Inhalt ihrer Beschreibung als auf das Bild, das er jetzt präsentiert. Die Mutter nannte die Veränderung »etwas ruhiger« — in Wahrheit liegen Welten dazwischen! Jetzt sitzt er schon sicher 20 Minuten auf ihrem Schoß, früher wäre das Zimmer bereits im größten Chaos gewesen. Die Mutter hatte sich vorher durch innerliches Zurückziehen an die Situation adaptiert und hat die gewaltige Unruhe vermutlich nicht mehr richtig wahrgenommen.

(MP.): Ja, das war ganz schlimm. Manchmal kam ich nicht einmal dazu, das Heruntergeworfene aufzuräumen, und schon flog das nächste herunter. Er lief durch die Wohnung, und alles flog, und ich hinterher [lacht]. Aber eigentlich glaube ich nicht, daß es ›bösartig‹ war, in dem Sinn. Eher einfach, weil er Energie hatte.
(A.): Konnte er auch wütend werden?
(MP.): Und wie! Auch jetzt hat er Momente, da hat er ganz starke Trotzphasen.
(A.): Wie sah das aus, wenn er z. B. so in Wut kam?
(MP.): Ja, es ist ein paarmal passiert, daß er in Wut so stark geschrien hatte, bis er blau wurde, und dann ist er weitergegangen und hat nicht mehr geatmet und ist weitergelaufen, bis er dann umfiel. Ich hob ihn auf, kehrte ihn um, bis er wieder atmete. Das ist jetzt zwei-, dreimal passiert.
(A.): Hat er auch Dinge kaputtgemacht, absichtlich?
(MP.): Ja, ich hatte manchmal das Gefühl, er lachte dann hinterher, wenn es dann kaputt war.
(A.): Ist er auch auf Sie losgegangen, wenn er wütend war?
(MP.): Ja, er kommt dann so wie ein Steinbock mit dem Kopf voran und sucht sich einen Prellbock. Oder er schlägt auch viel drein — daß er vielmals einfach zuschlägt, und zwar stark. Gar nicht so fein.

Bei einem solchen Wutanfall ist er derart auf die Mutter losgestürmt, daß er ihr mit dem Kopf einen Zahn eingeschlagen hat!
Wir haben also einen recht wilden Knaben. Mit dieser zusätzlichen Information, wo setzen wir den Schwerpunkt der Krankheit fest? Im Psychischen. Ja, und weshalb? Weil diese extreme Unruhe ihn in seiner weiteren Entwicklung viel stärker behindern würde als die körperlichen Symptome. Sie verunmöglicht einen normalen Sozialisationsprozeß und die Einschulung.
Welche Mittel kennen wir mit großer Gewaltsamkeit? In hierarchischer Reihenfolge: STRAMONIUM, HYOSCYAMUS, BELLADONNA,

TARENTULA und VERATRUM. TARENTULA und VERATRUM haben wir auch bei den Unruhemitteln aufgeführt. Welche Rubriken finden wir zu seinem Verhalten? »Violent anger« [K 3]; »Striking« [K 84]; »Biting« [K 9]; »Tears« [K 87]; »Stamping feet« [K 50]; »Throws things« [K 88]; »Aversion to be touched« [K 89]; »Threatening« [K 88]; Destructiveness [K 36]. Das absichtlich Boshafte [»Malicious«, K 63, »Mischievous«, K 66] und das Hinterlistig-Schlaue [»Cunning«, K 36].
Das Mittel, das in diesen Rubriken am stärksten vertreten ist, ist STRAMONIUM. Wir werden in einem späteren Fall die Aggression von STRAMONIUM kennenlernen und sehen, daß diese mehr anfallartig zutage tritt und weniger mit dieser extremen Unruhe verbunden ist. Weitere Mittel in diesen Rubriken sind VERATRUM, TARENTULA etc. Wiederum sind wir dankbar, daß wir noch ein weiteres Gebiet an Information zur Verfügung haben.

(A.): Ist er ein Kind, dem immer kalt ist, oder ist ihm eher warm, oder ist beides nicht sehr ausgeprägt?
(MP.): Ihm ist eher warm. Er schätzt nackte Füße.
(A.): Aber die Wärme kann er auch... Sie haben vorher gesagt, die Sonne verträgt er auch gut.
(MP.): Er bekommt schnell einen roten Kopf, wie auch jetzt, wenn ihm ein bißchen zu warm ist.
(A.): Was ißt er vor allem, oder was hat er vor allem gerne?
(P.): Wurst.
(A.): Wurst hast Du gerne? Und was noch?
(P.): Käse.
(A.): Und was noch?
(MP.): Schokolade hast Du gern, oder?
(A.): Was hat er sonst auch noch gerne?
(MP.): Er hat am liebsten scharfe Sachen, Sachen, die reizen. Wenn ich z. B. Birchermüesli zum Nachtessen mache und nebenbei noch Wurst und Brot, dann läßt er das Birchermüesli stehen und ißt Brot und Wurst.
(A.): Hat er auch sonst gern Geräuchertes?
(MP.): Auch, sehr. Wie Salami.
(A.): Eis?
(MP.): Ja, hat er sehr gerne. Er holt sich jetzt sogar manchmal selbst ein Eis aus dem Kühlschrank.
(A.): Früchte hat er auch gerne?
(MP.): Sehr, und auch Gemüse ißt er sehr gern.
(A.): Hat er bei den Früchten lieber die sauren oder eher die süßen?

(MP.): Es kommt drauf an, er hat auch gerne Äpfel, die nicht so süß sind, die ißt er sehr gern. Und Kirschen hat er sehr gern, Himbeeren, Brombeeren.
(A.): Aber er nimmt sie nicht vor allem im unreifen Zustand?
(MP.): Nein.
(A.): Der Durst, wie ist der?
(MP.): Ich glaube, normal.
(A.): Schwitzt er stark, oder...?
(MP.): Anfangs hat er stark geschwitzt.
(A.): Wo hat er vor allem geschwitzt?
(MP.): Nachts im Bett.
(A.): Und wo?
(MP.): Am Kopf. Aber jetzt habe ich nicht mehr das Gefühl, daß er stark schwitzt.

Der starke Kopfschweiß zusammen mit dem Verlangen nach Würsten führt uns zu welchem Mittel, das auch die Unruhe hat? CALCIUM PHOSPHORICUM. Diese gewaltigen Ausbrüche und auch das Ausmaß der Unruhe passen hingegen nicht zu CALCIUM PHOSPHORICUM. Die Essensmodalitäten, die ich mit den direkten Fragen noch herauszukriegen versuchte, passen auch zu TUBERCULINUM und VERATRUM.

(A.): Hat er auch Ängste?
(MP.): Ich hatte nie das Gefühl, daß er Angst hatte. In der letzten Zeit ist das aber doch ein paarmal vorgekommen, aber erst jetzt, daß er, wenn er nachts erwacht ist, daß er dann geschrien hat. Aber das ist eigentlich nicht so oft.
(A.): Hat er gerne Musik?
(MP.): Ja, Musik hat er sehr gerne. Also, tust Du gerne tanzen?
(P.): Ja.
(MP.): Er tanzt dazu.
(A.): Tut es ihm auch gut?
(MP.): Ja, ich glaube schon. Wenn er Musik hört, wie z. B. Ländlermusik*, das spricht ihn sehr an.
(A.): Wird er auch ruhiger dabei?
(MP.): Ja. Und anfangs, als ich mit ihm getanzt habe, war er zuerst sehr aktiv, und dann ist er meistens eingeschlafen.

---

*Schweizer Volksmusik. — Anm. d. Lektorats

Dies ist ein Leitsymptom für TARENTULA. [K 79: »Music ameliorates«]. Wenn wir die Materia Medica studieren, sehen wir, daß auch diese Art der Unruhe und der Aggression paßt. Bei TARENTULA ist die Aggression mehr gegen sich selber gerichtet und wendet sich vor allem dann gegen andere, wenn die Patienten in ihrem Bewegungsfreiraum eingeschränkt sind.

Ich habe das Mittel damals jedoch noch nicht gut gekannt und habe ihm, wegen dem starken Verlangen nach Geräuchertem und den weiteren Allgemeinsymptomen, TUBERCULINUM gegeben, welches auch auf Unruhe und Aggression paßt. Auf TUBERCULINUM gab es eine Verbesserung des Juckreizes sowie eine Beruhigung seines Verhaltens und Abnahme des Trotzens. Nach 2 Monaten war alles wieder beim alten, und eine Repetition brachte keine Veränderung mehr. Dies sind die Zeichen eines Mittels, welches nahe genug ist, den Organismus zu berühren und gewisse Symptome zu lindern oder zu verändern, aber eben nicht das Simillimum darstellt.

(A.): Kann er auch Dinge zerreißen oder kaputtmachen?
(MP.): Ja.
(A.): Was zum Beispiel?
(MP.): Alles, ja, Büchlein vor allem. Und meistens die Sachen, die seinem Bruder gehören, die kann er auch sicher kaputtmachen, auch jetzt noch. Aber jetzt fängt er z. B. an, mit der Schere Sachen auszuschneiden.
(A.): Ist er eher wehleidig?
(MP.): Nein, er ist gar kein wehleidiges Kind. Er kann sich z. B. den Kopf anschlagen und überhaupt nicht reagieren.

Ich habe ihm schließlich TARENTULA 200 gegeben.

Was erwarten wir jetzt? Wir haben anfänglich festgestellt, daß der Schwerpunkt der Krankheit auf seiner Unruhe und seinem Verhalten liegt. Wo muß sich die Besserung also zuerst zeigen? Auf der psychischen Ebene. Wenn sich die Krankheit auf dieser Ebene bessert, ist auch eine arge Verschlimmerung der Haut zu befürchten. Deshalb die eher tiefe Potenz. Hören wir, wie es weiterging:

(A.): Wir haben uns drei Wochen nach dem Mittel wiedergesehen. Wie ist es gegangen?
(MP.): Während der Zeit war das Ekzem viel schlimmer, er hat sich überall aufgekratzt und blutete, so daß ich ihm die Hände fast

drei Wochen lang einbinden mußte, damit er sich nicht noch mehr kratzte.
(A.): Hat sich in seinem Verhalten etwas geändert?
(MP.): Ja, ich hatte das Gefühl, er sei etwas ruhiger geworden. Er fing auch an, an einem Ort zu spielen.
(A.): Es war ja auch so, daß er hier in der Praxis auf Ihrem Schoß sitzenblieb, das war früher nie der Fall, da war er immer wild.
(MP.): Ja, da hat er alles abgeräumt.
(A.): Wie war es nach weiteren vier Monaten?
(MP.): Das Ekzem war zwischendurch fast gut, dann kam es wieder, auch im Gesicht zeigten sich Rötungen und an den Beinen und Füßen, vor allem in der Kniegegend, da war es sehr schlimm.
(A.): Es war im Gesicht viel besser, aber die Stellen waren mehr an den Beinen.
(MP.): Ja. Und psychisch war er viel ruhiger geworden. Er ist auch größer geworden und hat Charme entwickelt, daß die Leute anfangen zu lachen.
(A.): Gab es das früher auch, daß er über größere Perioden das Ekzem praktisch nicht hatte?
(MP.): Nein, das nicht. Das kam nicht vor.
(A.): Und wie ist es jetzt bis zum heutigen Tag gegangen?
(MP.): Ja, den Sommer durch, da ging es sehr gut, das Ekzem war fast weg, und die Haut sah richtig gut aus, und auch die Kinder — wenn sie mit ihm spielten, sagte niemand mehr, er hätte rauhe Hände beim Anfassen, das ist auch noch wichtig gewesen. Aber jetzt, seit das Wetter wieder schlechter geworden ist, ist auch das Ekzem wieder schlechter geworden.
(A.): Ist es gleich schlimm geworden wie vorher?
(MP.): Ich glaube nicht. Er ist psychisch ausgeglichener als vorher. Er kann auch spielen. Es gibt Momente am Tag, da kann er sich hinsetzen und richtig für sich schauen.

So weit, so gut. Im psychischen Bereich, in seinem Verhalten ging es dem Knaben viel, viel besser. Er konnte normal zur Schule gehen. Das Ekzem wurde auch besser, zeigte aber noch öfters kürzere oder längere Rückfälle. Und dann kam er eines Tages mit Asthma! Was heißt nun dies? Heißt es, daß wir unterdrückend behandelt haben?

Ich denke, wir sind uns darin einig, daß wir auf TARENTULA eine Mittelwirkung haben? Es haben sich klare Veränderungen nach der Mittelgabe gezeigt. Die Frage ist nun: Bewegt sich das Ganze in die richtige Richtung? Ist die Wirkung des Medikamentes kurativ, disruptiv/palliativ, oder hat es eine suppressive Wirkung [vgl. S. 99]? Die äußere Bewegung vom Ekzem zum Asthma läßt eine Suppression vermuten.

Warum kann ich sicher sein, daß bei diesem Fall nach TARENTULA eine Heilwirkung eintrat? Einen Punkt haben wir erwähnt: Wir haben eine psychische Störung behandelt. Wenn wir Vithoulkas' Modell [vgl. Abb. 1] benutzen, haben wir eine Krankheit auf der emotionalen oder geistigen Ebene behandelt — die Unruhe ist sicher nicht an der Spitze der Pyramide, aber trotzdem ist es eine Krankheit auf dieser Ebene — und ein starkes Ekzem. Und jetzt haben wir eine Krankheit, die schlimmer ist als das Ekzem, die Krankheit ist also in der Hierarchie nach oben gegangen. Wir haben eine Bewegung von der Haut zum Asthma — das ist negativ —, aber wir haben auch eine psychische Krankheit behandelt, und von dort ist es eine Bewegung nach außen. Es ist manchmal schwierig zu sagen, was schlimmer ist, das Asthma oder die psychische Störung und das Ekzem zusammen. Wie können wir das abwägen mit Hilfe von Vithoulkas' Idee, die Krankheit am Grad der Freiheit bzw. am Grad der Einschränkung, die sie uns gibt, zu messen?

Wenn wir die Ruhelosigkeit und Aggressivität, die dieses Kind hatte, ins Schulalter extrapolieren und sie mit dem Asthma vergleichen, wodurch würde seine Entwicklung mehr gestört? Mit dieser Ruhelosigkeit wäre der Junge nicht einschulbar gewesen. Er wäre sicher in die Sonderschule gegangen oder hätte Psychopharmaka bekommen, weil er nicht fähig gewesen wäre, den normalen Sozialisationsprozeß zu durchlaufen. Ein Asthma-Kind kann die Normalschule besuchen, es kann vielleicht nicht immer turnen usw. und nimmt bestimmte Mittel, aber es kann immerhin den normalen Sozialisations- und Reifungsprozeß durchmachen. Das ist der erste Punkt, der uns wieder zeigt, wie wichtig es ist, sich in der Beurteilung klar zu sein, was man eigentlich behandelt.

Ein weiteres Zeichen dafür, daß das Mittel richtig war: Das Ekzem hat sich von oben nach unten bewegt, und das nach einer Erstverschlimmerung auf der physischen Ebene. Und: Das Kriterium, an dem wir uns orientiert haben, war die psychische Situation dieses Kindes. Wenn ich das Mittel aufgrund der Symptome des Ekzems gefunden hätte, bliebe eine Unsicherheit, weil die Verschreibung auf einem äußeren Symptom basiert hätte und wir nicht sicher wären, ob es konstitutionell angezeigt war oder nur symptomatisch. Es hätte trotzdem das richtige Mittel sein können, aber die Gefahr der unterdrückenden Behandlung ist größer, wenn wir nur ein peripheres Symptom für die Verschreibung nehmen.

Dann gibt es noch einen Punkt, der bisher nicht erwähnt wurde: Ein Großvater hat Asthma, der andere Psoriasis. Das heißt, es ist ein miasmatischer Fall. Wir wissen von solchen Fällen, die die Pathologie früh im Leben entwickeln und die eine belastende Familienanamnese haben, daß sie sehr oft mehr als ein Mittel brauchen. Ich habe die Mutter gefragt, ob diese Unruhe von Beginn an da war. Zuerst hat sie »ja« gesagt, aber dann hat sie gesagt, es habe später begonnen. Es hat mit der Milch begonnen. Am Anfang war der rote Ausschlag, und die Unruhe kam erst nachher.

Vom Erstinterview her hätte ich erwarten können, daß vielleicht TUBERCULINUM kommt, weil es so stark angezeigt war. Wir haben auch Hinweise auf ein anderes Mittel, auf MEDORRHINUM, mit diesem Ausschlag.

Zu der Vorgeschichte des Asthmas: Der Junge hatte im Dezember eine Bronchitis, und der Dorfarzt hat ihm Antibiotika gegeben. In einem Fall wie diesem, bei diesem Verlauf und der starken Störung im Geistigen und Emotionalen, können Antibiotika eine verheerendere Wirkung haben als bei einem sonst gesunden Kind. Deshalb bin ich auch nicht sicher, ob der Krankheitsprozeß wirklich durch das Asthma hindurch mußte. Es ist sicher eine gewisse Disposition da — das Asthma des Großvaters —, aber vielleicht hat das Antibiotikum sie noch verstärkt. Das ist schwer zu sagen. Ich habe ihm KALIUM CARBONICUM gegeben, und das Fieber wurde schnell besser. Dieses pfeifende Asthma hatte er eine Zeitlang nicht mehr, aber der Husten ist noch geblieben.

Dann habe ich ihn lange nicht gesehen, die Mutter kam nicht sehr oft, und in meiner Abwesenheit hat ihn eine Kollegin gesehen. Er kam mit einem starken Asthmaanfall. Er hatte begonnen, auf dem Bauch zu schlafen, das hatte er am Anfang nicht getan. Er bekam MEDORRHINUM, was gut half. Es ist auch gut möglich, daß er irgendwann noch TUBERCULINUM braucht, weil er reagiert hat und weil er diese starken TUBERCULINUM-Symptome zu Beginn hatte. Wir werden sehen, wie es weitergeht.

◊

Ein paar Gedanken noch zur Behandlung von Hautkrankheiten. Wir sind grundsätzlich mit zwei Gruppen von Patienten mit Hautleiden konfrontiert. Die erste Gruppe sind die Leute, die, wie im besprochenen Fall, primär mit diesen Leiden kommen und wegen des Ekzems behandelt werden wollen. Wenn sich die Krankheit nur auf der Haut manifestiert, ist das oft ein Zeichen von guter Widerstandskraft, ein Zeichen eines starken Organismus, speziell dann, wenn das Ekzem trotz des Cortisons noch da ist, wenn der Organismus eine Unterdrückung nicht zuließ und die Krankheit sich nicht verlagert hat.

Dann haben wir die zweite Gruppe, die uns oft mehr Schwierigkeiten bereitet. Dort ist das Ekzem oder der Hautausschlag während der Therapie aufgetreten. In diesen Fällen ist es schwierig, weil wir oft Mühe haben, das folgende Mittel zu finden, wenn nur noch die Hauterscheinungen da sind. Die Schule von Vithoulkas hat die Tendenz, abzuwarten. Es kann zwei Monate, es kann aber auch zwei Jahre dauern. Ich verstehe die Patienten, die genug haben. Dann nehmen sie manchmal Cortison, bekommen wieder ihre alte Geschichte, und wenn man Glück hat, bringt man sie wieder an den Ausgangspunkt zurück, und dann sind sie vielleicht motiviert zu warten. Es ist schwierig, anhand des Ekzems zu verschreiben, wenn es keinen klaren Charakter hat. Und es ist besser, sich da nicht unter Druck zu setzen.

Wenn wir einen Patienten haben, der mit Neurodermitis oder einem Ekzem zu uns kommt, ist es das beste, wenn wir ihn zuerst alle Medikamente absetzen und dann später wiederkommen lassen. Warum? Zum einen, damit die Symptomatik klarer wird — das ist hier allerdings weniger wichtig als z. B. bei Psychopharmaka. Die Hauterscheinung ist zwar nicht mehr da, aber wir haben immer noch die konstitutionellen und die psychischen Symptome, die uns bei der Verschreibung zur Verfügung stehen und die durch lokale Anwendungen nicht verändert wurden. Der eigentliche Grund aber ist, uns die Beurteilung des Verlaufs und die Führung des Patienten nicht unnötig zu erschweren. Es kann nämlich sonst passieren, daß wir das Mittel geben, er sein Medikament absetzt und eine schöne Verschlimmerung hat. Dann werden wir nicht wissen: Ist es eine Verschlimmerung aufgrund des richtigen Mittels, oder liegt es daran, daß er das Cortison abgesetzt hat? Ich hatte so einen Fall, wo ich das Cortison nicht vorher abgesetzt hatte und wo es dann schlimmer wurde. Ich wußte lange nicht, ob es an dem Mittel liegt oder an dem abgesetzten Medikament. Ich habe fälschlicherweise das Mittel gewechselt, und es dauerte mehrere Jahre, bis ich es der Patientin wieder verschrieb. Es ist also besser, wenn man sie kommen läßt, nachdem sie die anderen Medikamente abgesetzt haben.

Zur Frage der Potenz: Wenn wir einen Fall mit einem Ekzem haben, das nicht erst während der Therapie auftritt, können wir eine hohe Potenz geben. Ich sehe keinen Grund, der dagegen spricht. Das einzige Mittel, bei dem ich etwas vorsichtig bin, ist SULFUR. SULFUR hat so breite Wirkungen auf die Haut, daß wir wahrscheinlich bei fast jedem Ekzem eine Wirkung durch SULFUR erzielen, also auch dann, wenn es nicht das Simile ist. In so einem Fall haben wir die Erstverschlimmerung, ohne daß je eine Besserung eintritt. Ich will also sicher sein, daß es SULFUR ist, bevor ich eine hohe Potenz verabreiche.

Bei Patienten, die schon mit einem sehr ausgeprägten Ekzem kommen, ist es oft besser, sie in Krisensituationen die schlimmsten Stellen mit einem Hydrocortison behandeln zu lassen. Ich habe das am Anfang meiner Praxis strikt abgelehnt, hatte dann aber eine Patientin, deren extremes Ekzem und Juckreiz mich so unter Druck setzten, daß ich mich zu einem häufigen Mittelwechsel verleiten ließ. Ich habe ihr wahrscheinlich dadurch mehr geschadet als durch die Anwendung eines niedrigpotenten lokalen Cortisons. Wir müssen die Patienten dabei instruieren, die Salbe nur so lange aufzutragen, bis eine Linderung eintritt — nicht bis zum Verschwinden des Ausschlages — und nur an den wichtigen oder schlimmsten Stellen.

Wenn unser homöopathisches Mittel ›sitzt‹, dann nimmt in der Regel zunächst der Juckreiz ab, und zwar zuerst in der Nacht. Dies entspricht dem Heringschen Gesetz, da der Juckreiz die Lebensqualität stärker beeinträchtigt als das Aussehen und der Juckreiz in der Nacht zu größeren Störungen führt als während des Tages. Wo sich der Ausschlag vor dem Juckreiz besserte, hat sich nach meiner bisherigen Erfahrung das Mittel später als falsch herausgestellt.

EXKURS:
EVALUATION NACH MITTELGABE

Allein die Tatsache, daß sich nach einer Mittelgabe etwas verändert, sagt noch nichts aus. Wir wollen evaluieren:
a) was für die Veränderung verantwortlich ist,
b) ob die Veränderung im Sinne einer Heilung erfolgt und
c) die verschiedenen Arten der Mittelwirkung unterscheiden.

1. Keine Veränderung

1.1. Erwartungen realistisch?

Ist die Wartezeit lang genug?

lang → chronische, degenerative Erkrankungen; langsames Auftreten

kurz →perakute und vital bedrohliche Krankheiten; schnelles Auftreten

→Achten auf ›Kontrollsymptome‹: Funktionelle Symptome (Begleitsymptome) verschwinden evtl. früher.

Prognose?

1. Klinische Diagnose (Reversibilität bzw. vitale Gefährlichkeit der organischen Veränderungen).
2. »Kraft des Organismus« — Zustand der Heilkräfte (Möglichkeiten des Organismus; Dauer der Heilung)
   – FA und PA: belastende Familienanamnese/Persönliche Anamnese.
   – Alter des Patienten
   – Häufigkeit + Art von akuten Krankheiten und Komplikationen
   – Reaktion auf Streß — Art und Ebene der Symptome. Zentrum der Krankheit (Symptome auf der geistig-emotional-körperlichen Ebene).
   – Häufigkeit + Art von früheren Therapien (Antibiotika, Immunsuppression, Vaccination mit Reaktion...).
   – Klarheit des Arzneimittelbildes (= viele charakteristische, individuelle Symptome).
   – Hindernde Umweltfaktoren, z. B. Mangel (Essen, Schlaf...), Ehe, Arbeit, Toxikomanie, Antidote etc. als limitierende Faktoren durch Schwächung (bzw. konstante Erschöpfung der Energie)
   →hier meist Wirkung erkennbar, aber nicht anhaltend.

1.2. Patient fixiert auf sein Hauptsymptom

Das störendste Symptom muß nicht das schlimmste sein (vgl. Haut)! Für den Organismus sind Vitalfunktionen und Grad der ›Freiheit‹ wichtiger als die Ästhetik. Patient fixiert auf sein Hauptsymptom → rapportiert keine anderen Veränderungen.

1.3. Persönlichkeit des Patienten

Patient sagt nichts, bis er ganz sicher ist, daß Besserung anhält (Zweifler) oder er will nicht in Abhängigkeit der ›Dankbarkeit‹ fallen (NATRIUM MURIATICUM, SULFUR) oder hat unrealistische Erwartungen.

Wegrationalisieren: ›Besserung, weil ich kein Weißbrot mehr esse‹, ›weil ich dem Partner jetzt klar sagte, daß ich nicht mehr dulde, daß...‹.

1.4. Mittel = falsch

Häufigste Ursache! Aber erst nach genauer Evaluation obiger Punkte und genügender Wartezeit in Betracht zu ziehen.

2. Wirkung

Wirkung = etwas hat sich getan → Differentialdiagnose: aufgrund des Mittels/unabhängig vom Mittel?

2.1. Spontanverlauf

- Alternierende Krankheiten (manisch-depressiv...)
- Schubhafter Verlauf (Intervall einer schubhaft verlaufenden Krankheit)
- Interkurrente Erkrankung (vorübergehende ›Heilung‹ durch interkurrente akute Krankheiten)
- Spontanheilung: bei akuter Krankheit = Regel, bei chronischer Krankheit = nie ohne günstige äußere Einflüsse.

2.2. Placeboeffekt

häufig = schnelle + kurzdauernde Besserung mit Rückfall in altes Leiden (statt langsamer Besserung nach evtl. Aggravation + evtl. Syndromshift gemäß dem Heringschen Gesetz bei chronischen Krankheiten).

2.3. Änderung der Lebensumstände

Besserung in Ferien; wenn Ehemann auf Geschäftsreise ist; solange Nachbarn abwesend; nach Erbschaft; seit Diät...
→ keine echte Heilung (außer bei Behebung der Krankheitsursache wie z. B. Ausweg aus einer finanziellen Notlage; Entgiftung des Körpers bei echter Intoxikation etc.).

2.4. Wunschdenken und Gefälligkeit des Patienten

Patient möchte Arzt nicht enttäuschen (PHOSPHOR)

2.5. ARZNEIMITTELWIRKUNG

Veränderung ist auf Mittel eingetreten.
Wirkung = *Was* hat sich getan? → Differentialdiagnose positiv (kurativ)/negativ (suppressiv)/unbestimmt (disruptiv)?

2.5.1. Unterdrückung (suppressiv)

Einzelne Symptome verschwinden und andere, schwerwiegendere treten neu auf → mit allgemeiner Verschlechterung des Wohlbefindens. Patient hätte lieber wieder die früheren Symptome zurück.

Interpretation: Resonanz mit nur peripheren, lokalen Symptomen bzw. Ähnlichkeit mit ›Klinik‹ statt mit Patient.

Folgen: Tiefertreten der Krankheit →
a) Verzögerung oder Verhinderung einer Heilung;
b) evtl. stärkere Reaktion des Organismus → Mittelbild klarer.

2.5.2 Veränderung von Symptomen (disruptiv/palliativ)

Einzelne Symptome verschwinden und/oder andere treten neu auf → ohne Besserung des allgemeinen Wohlbefindens, ohne Heilprozeß, ohne permanente Besserung. Wenn anfangs Linderung eintrat — nach Wiederholungen des gleichen Mittels kein Effekt mehr.

Interpretation: Partielle Resonanz des Mittels bzw. Ähnlichkeit nur mit einigen Symptomen.

Folgen: Nach häufigen Verschreibungen → weniger Symptome des Patienten und Vermischung mit Prüfungssymptomen der Mittel → kann in Unbehandelbarkeit des Falles enden!

2.5.3. Heilung (kurativ)

Symptome verschwinden bzw. bewegen sich in der durch Hering festgehaltenen Richtung.

3. Zeichen für heilende Wirkung des Mittels

3.1. Erstverschlimmerung

Eine Erstreaktion mit Verschlimmerung bekannter Symptome, meist innerhalb 1-2 Wochen nach Mittelgabe, ist ein nicht immer auftretendes Phänomen, aber eine willkommene Hilfe in der Evaluation der Mittelwirkung.

3.2. Aussagen des Patienten

Besserung bei gleichen oder schlechteren Lebensbedingungen
»Trotzdem geht es mir besser...«
»Obwohl es mir besser geht...«

3.3. Energiekurve und allgemeines Wohlbefinden

Lebensenergie besser — erlebt als: »mehr Energie«, »weniger anfällig gegen Erkältung«; »weniger müde«; ...
Psyche besser — erlebt als:
»obwohl noch Ängste, neue Distanz dazu«; »kann mich besser abgrenzen«, »kann mich besser äußern«...

3.4. ›Syndromshift‹ gemäß dem Heringschen Gesetz

Nach den Regeln von C. Hering müssen sich bei einer Heilung die Symptome bewegen
1. vom Zentrum zur Peripherie, d. h. von innen nach außen.
2. von wichtigen zu weniger wichtigen (vitalen) Organen.
3. von oben nach unten.
4. in umgekehrter Reihenfolge des Auftretens der Symptome.

In der Pyramide der Hierarchie der Symptome bewegt sich die Krankheit von oben nach unten und von innen nach außen.

FALL 8

(A.): Sie kamen 1987 mit Tobias [dreijährig] zu mir; weshalb kamen Sie damals?
(MP.): Ja, er hatte damals starke Ohrenschmerzen, erwachte in der Nacht, um 11 Uhr, und weinte. Und wenn man versuchte, ihn zu trösten, dann weinte er kurz darauf wieder. Und er zeigte bald einmal aufs Ohr, so daß wir da eigentlich annahmen, er hätte Ohrenweh.
(A.): Hatte er damals auch Fieber?
(MP.): In der Nacht noch nicht, soviel ich weiß, das Fieber kam am Morgen dann. Und der Zustand verschlechterte sich dann sehr rasch am Morgen, und das Fieber stieg.
(A.): Es waren fast 39 Grad, wie Sie damals erzählten.
(MP.): Als ich dann zu Ihnen kam, ja.
(A.): Sie haben auch gesagt, daß er apathisch war, neben dem Weinerlichen, also zwischen weinerlich und apathisch daliegen, und daß er auch einen sehr heißen Kopf hatte. Waren die Füße auch heiß?

(MP.): Nein, die waren kalt. Er war ja damals auch auf meinem Arm in Ihrer Praxis eingeschlafen. Er war gar nicht mehr richtig da.
(A.): Und er hatte es auch nicht gerne, wenn man ihn bewegte oder wickeln wollte.
(MP.): Ja, man durfte ihn fast nicht berühren, einfach möglichst in einer Stellung sein lassen.
(A.): Hatte er Durst?
(MP.): Ja, getrunken hat er ziemlich viel, aber er wollte nichts essen.
(A.): Und geschwitzt?
(MP.): Ich glaube nicht, ich bin da nicht mehr ganz sicher.
(A.): Ich habe ihn untersucht und gesehen, daß das linke Trommelfell sehr rot war, dabei hatte er auch eine verkrustete gelbe Nase. Das hatte er oft, daß er immer wieder Schnupfen hatte und der Ausdruck war so, daß die Lider so herunterhingen, daß er die Augen kaum öffnen konnte. — Ich habe Ihnen dann ein Akutmittel gegeben; wie ist es danach gegangen?
(MP.): Ja, da konnte man buchstäblich zuschauen, wie er wieder zu sich kam, also wirklich innerhalb von einer Viertelstunde oder einer halben Stunde ist er wieder zu sich gekommen, ist wieder munterer geworden. Also, das war für mich damals sehr eindrücklich gewesen, die Wirkung dieses Mittels.
(A.): Und die Schmerzen sind dann abgeklungen?
(MP.): Ja.

Was habe ich ihm gegeben? BELLADONNA, LACHESIS, welches von beiden? Sie sagte ganz spontan, um 11 Uhr ist es losgegangen. Wo finden wir das? Wir finden es nicht unter »Ohrenschmerz, 11 Uhr, in der Nacht«. Aber unter »Generalities« ist eine kleine Rubrik [K 1343], und dort haben wir BELLADONNA und LACHESIS. Dann haben wir auch CACTUS, aber da geht es um Herzbeschwerden, die um diese Zeit kommen, bei RUMEX ist es der Husten, und SILICEA ist bei Otitis angezeigt, nach der Perforation. Also bleiben uns LACHESIS und BELLADONNA. Was spricht für LACHESIS? Linksseitigkeit. Und was spricht für BELLADONNA? Heißer Kopf, kalte Füße — das ist ein sehr zuverlässiges Symptom. Dann die Schnelligkeit, mit der es aufgetreten ist, und auch diese Apathie. Geschwitzt hat er nicht — wo würde Belladonna schwitzen? An den bedeckten Stellen. Es gibt mehrere Mittel, aber dieses Symptom »heißer Kopf, kalte Füße« in diesen Zuständen ist ein zuverlässiges Anzeichen für

Belladonna, zusammen mit dieser Apathie und dem schnellen Auftreten.
(MP.): Genau, und da war das dann eigentlich vorbei, die ganze Sache.
(A.): Und er hat dann gut geschlafen?
(MP.): Ja.
(A.): Aber das war ja nicht die einzige Mittelohrentzündung, die er hatte.
(MP.): Nein, er hatte schon als ganz Kleiner die erste und bekam während seines ersten Winters im ganzen viermal Antibiotika. Das war dann eigentlich auch der Ausschlag, daß wir so nicht mehr weiterbehandeln wollten.
(A.): Und das ging dann so weiter, und wir haben dann seine konstitutionelle Anamnese gemacht, als er etwa zweijährig war, und bis dahin hatte er schon siebenmal seine Mittelohrentzündung gehabt. Und es war meistens das linke Ohr.
(MP.): Meistens, ich bin nicht sicher, ob jedesmal, aber meistens.
(A.): Hatte er neben den Mittelohrentzündungen noch andere Beschwerden?
(MP.): Also, einmal hatte er noch Flecken auf der Lunge, laut Kinderarzt, und sonst war er einfach mehr oder weniger dauernd erkältet. Wenn ein Schnupfen begann, wußte man, etwa eine Woche später kam der Husten dazu. Und dann am Schluß kam meistens eben noch Ohrenweh dazu.
(A.): Sonst noch etwas außer...?
(MP.): Er hatte auch ziemlich Mühe mit der Verdauung. Also, relativ rasch bekam er Durchfall, und wir hatten oft Tropfen im Verdacht, welche leicht alkoholhaltig waren.
(A.): War es oft im Zusammenhang mit diesen Tropfen, daß er Durchfall hatte?
(MP.): Ja.
(A.): Dies waren alkoholische Echinacea-Tropfen. Also Durchfall nach Alkohol. Doch es gab ja bereits einen Grund, diese Tropfen zu geben! Also evtl. Durchfalltendenz bei Erkältung oder allgemeiner Erkrankung. Gab es noch andere Dinge?
(MP.): Das war das Hauptsächliche.
(A.): Können Sie beschreiben, wie er als Kind war?
(MP.): Ja. Er war ein für uns sehr anstrengendes Kind, dauernd in Bewegung, es war ständig irgendetwas los um ihn. Ich kam manchmal fast gar nicht hinterher mit Abwehren. Er war meistens um mich herum, wollte eigentlich kaum mit den Spielsachen spie-

len, sondern möglichst mit allem, womit ich hantierte. Und wenn er etwas haben durfte, nahm er meistens drei, vier andere Sachen auch noch, die eigentlich nicht für ihn bestimmt gewesen wären. Er war sehr, sehr kontaktfreudig und sehr anhänglich. Also, wenn man mit ihm wegging, dann kam er immer mit allen Leuten in Kontakt.
(A.): Aber alleine spielen wollte er nicht?
(MP.): Wollte er nicht, nein.
(A.): Sie haben gesagt, er war immer in Bewegung. Können Sie das näher beschreiben?
(MP.): Ja, das war einfach so eine Unruhe, die ihn dauernd hierhin und dorthin trieb, so daß er nie stillsitzen konnte, auch am Tisch, ständig. Plötzlich stand er wieder auf dem Stuhl oder war schon vom Tisch weg, oder das Glas kippte um.
(A.): Und wurde er nie müde dabei, oder war er von einem gewissen Zeitpunkt an danach müde?
(MP.): Man hatte das Gefühl, die Energie würde ihm nie ausgehen.
(A.): Hat er Sie geschafft?
(MP.): Ja.

Also auch wieder ein unruhiges Kind. Können wir von dem Gesagten her schon einkreisen, welche dieser Arten von Unruhe vielleicht in Frage kommen und welche gar nicht?

Sofort Kontakt haben mit jemandem, mit allen, und liebevoll sein — das könnte PULSATILLA oder PHOSPHOR sein. Was würden wir jetzt erwarten, wenn es TUBERCULINUM wäre? Rein von der Unruhe und vom Charakter selber? Das Boshafte, Provokative. Das andere gibt es bei CALCIUM PHOSPHORICUM auch, das würde sich da also nicht unterscheiden.

(A.): Hat er auch Dinge kaputtgemacht?
(MP.): Ja, sehr oft.
(A.): Haben Sie das Gefühl, daß er das absichtlich machte?
(MP.): Manchmal schon, besonders die Sachen der älteren Geschwister. Da war er auch ganz still, und wenn man nachschauen ging, hatte er irgendetwas, was die Älteren meistens mit viel Mühe und Geduld aufgebaut hatten, einfach zerstört.
(A.): Kam das mehr so aus einer Wut heraus, wenn er sich irgendwie gekränkt fühlte, oder war es einfach so?
(MP.): Einfach so. Das war eine Art zu spielen, hatte ich manchmal das Gefühl. Aus Wut machte er eigentlich nichts kaputt, da zog er sich dann eher zurück und war beleidigt.

(A.): Nicht aggressiv oder dreinschlagen oder beißen oder so?
(MP.): Nein.
(A.): Das weniger. Auch nichts zerreißen?
(MP.): Ja, er zerriß schon vieles, aber nicht aus Wut. Viele Spielsachen, welche die größeren zwei hatten und die noch in gutem Zustand waren, die gingen dann bei ihm einfach in Bruch.

Das ist nicht das Boshafte, das absichtliche Zerstören von TUBERCULINUM. Daß die Kleinen die Spielzeugtürme der älteren Geschwister kaputtmachen, ist nicht absonderlich. Das ist Teil des normalen Reifeprozesses.

(A.): War er ein Störenfried in der Familie durch seine Hyperaktivität?
(MP.): Ja, eigentlich schon.
(A.): Daß man immer ein Auge auf ihn haben mußte.
(MP.): Wir konnten auch kaum noch zu Besuch gehen, eines von beiden mußte immer hinter ihm her sein.
(A.): Ja, ich erinnere mich, Sie sind damals auch zu zweit gekommen, damit Sie reden konnten.
(MP.): Ja, damit eines von uns darüber reden konnte.
(A.): Sie haben auch noch gesagt, er sei eher wehleidig und auch oft weinerlich gewesen.
(MP.): Ja, wir hatten vor allem nachts den Eindruck, wenn er etwas Schnupfen hatte und wir das Gefühl hatten, also damit könnte man eigentlich schon weiterschlafen, dann hat er immer wieder geweint...

Wo finden wir ›wehleidig‹? Er hat irgendetwas, was uns vielleicht nicht wehtäte — ihm tut es furchtbar weh. »Empfindlich für Schmerz«, wo finden wir das? Unter »Allgemeines, empfindlich, Schmerz« [K 1399]. Dann das Jammern im Schlaf, dafür gibt es auch eine Rubrik, wo finden wir die? Ich will Sie jetzt nicht irreführen; das Mittel ist nicht dabei. Das Jammern ist auf Seite 67 im Kent, »Moaning, groaning, lamenting«. Das Mittel sollte nachgetragen werden. Und hier gibt es auch die Unterrubrik »during sleep«, wo es ebenfalls nachgetragen werden müßte.

Wie wirkt er als Typ? An welches Mittel denken wir, wenn wir ihn so sehen? CALCIUM, so ein bißchen plump, eher scheu, blond. Also zwischen welchen Mitteln müssen wir uns jetzt entscheiden? CALCIUM PHOSPHORICUM und TUBERCULINUM. Wodurch stört dieser Knabe die Familie am meisten? Die Mutter hat viele Symptome für TUBERCULINUM und CALCIUM PHOSPHORICUM genannt. Aber jetzt werden wir versuchen, das, was sie gesagt hat, zu gewichten. Sie hat gesagt, er zerbricht vor allem Dinge der Geschwister; das wird so eine Eifersucht unter den Geschwistern sein. Er hat nie etwas aus Wut zerbrochen, z. B. weil er sauer war auf die Mutter. Das ist zwar ein Negativ-Symptom. Aber wenn jemand so unruhig ist oder wenn jemand wütend wird, dann würde man bei TUBERCULINUM erwarten, daß er in der für TUBERCULINUM typischen Weise reagiert, während TARENTULA oder STRAMONIUM auf ihre eigene Art wütend werden. Wenn überhaupt keine Wut da ist, in Ordnung, aber wenn die Patienten wütend werden, sollten sie es in der spezifischen Art zeigen.

Weiterhin wollte er nie alleine sein, nicht alleine spielen, außer, wenn er das gleiche ›spielen‹ konnte wie die Mutter. Wir haben vorher von CALCIUM PHOSPHORICUM gesagt, daß es stimuliert werden kann. Er kann nicht alleine spielen, aber wenn die Mutter mit ihm spielt, dann spielt er — das ist auch CALCIUM PHOSPHORICUM. Wehleidig, weinerlich — all das ist viel mehr CALCIUM PHOSPHORICUM als TUBERCULINUM. Auch das Offene, das PHOSPHOR-Element. Manchmal ist es nicht leicht: Wenn man fragt, sind diese Elemente überall da, aber sie sind nicht gleich stark in der Gewichtung.

(A.): Sie erwähnten auch, daß er oft einen unzufriedenen Eindruck gemacht hat, so daß er sich immer so ein bißchen beklagt über Dinge.
(MP.): Ja, zwischendurch schon.
(A.): Etwas, was er jetzt nicht hat, er ist auch jetzt nicht unruhig. Was ich damals beobachtet habe, ist, daß er auch während des Interviews oft so tief durchgeatmet hat. Hat er das jetzt nicht mehr?
(MP.): Nein.

Welches sind die drei Hauptmittel, die seufzen? CALCIUM PHOSPHORICUM, IGNATIA, CIMICIFUGA. Also ist das ein Bestätigungssymptom für CALCIUM PHOSPHORICUM.

(MP.): Er war ja auch vor einem Jahr nie so lange bei mir.
(A.): Da war er sofort wieder weg, das beginnt jetzt auch ein bißchen. War er ein Kind, das eher kalt hatte, oder war er jemand, der sich immer auszog und abgedeckt sein wollte in der Nacht?
(MP.): Nein, er hat sich eigentlich immer gut zugedeckt. Er schlief auch lange in einem Schlafsack, aber er hat dann auch stark — er

hat ja auch sehr viel Schweiß dann. Also vor allem um den Nacken herum war er manchmal wirklich tropfnaß. [Kind verlangt nach Essen und sucht in Mutters Tasche.]
(A.): Also, wann war er vor allem naß? War das mehr tagsüber oder in der Nacht?
(MP.): Nein, vor allem beim Schlafen. Nachmittags, beim Mittagsschlaf.
(A.): Und wo vor allem?
(MP.): Vor allem im Nacken und an der Brust.

Wieder ein bestätigendes Symptom für CALCIUM PHOSPHORICUM: Schwitzt im Nacken und an der Brust. Die Stellen, wo CALCIUM schwitzt.

(A.): Was hat er für Verlangen beim Essen, welche Gelüste?
(A.): Also, er hat schon von klein auf sehr gerne Beeren gegessen, und Früchte überhaupt, auch saure Beeren. Dann hat er alles gerne gegessen, was irgendwie mit Soße gemacht ist. Er ißt sehr gerne Fleisch, ißt aber auch viel Süßes, Schokolade, Eis.
(A.): Aß er auch geräuchertes Fleisch?
(MP.): Eigentlich weniger, das essen wir alle nicht.
(A.): Das essen Sie nicht. Gab's auch Dinge, die er gar nicht gerne hatte?

Die ganze gesunde Linie macht's für uns Homöopathen nicht gerade leicht. Sehr viele essen keine Süßigkeiten, sehr viele essen kein Geräuchertes mehr, und all die schönen Symptome sind weg.

(A.): Wie war es mit dem Durst? Hatte er eher viel oder wenig?
(MP.): Ja, er hat viel getrunken.
(A.): Hatte er eine bestimmte Stellung beim Schlafen, die er einnahm, oder war das immer eine andere?
(MP.): Also, er schlief oft auf dem Rücken und mit den Händen über dem Kopf, man hatte das Gefühl, er war total entspannt.
(A.): Hat er auch Ängste vor gewissen Dingen?
(MP.): Also, er war und ist eigentlich immer noch eher schreckhaft. Er erschrickt sehr rasch und zuckt dann auch zusammen. Es läßt jetzt langsam nach, aber er war eher ängstlich.
(A.): Hat er auch Angst vor Dunkelheit oder Gewitter?
(MP.): Ja, also, vor allem vor der Dunkelheit, er will auch jetzt noch und auch mittags noch ein Licht haben, das brennt, wenn er schläft.

Wir hatten bereits festgestellt: CALCIUM PHOSPHORICUM hat die Ängste von CALCIUM. Angst vor der Dunkelheit, allgemein ängstlich. CALCIUM kennen wir ja so als Breitspektrum-Anxiolytikum, es hat fast vor allem Angst. Wo finden wir das Schreckhafte beim Einschlafen? »Starting, sleep, on falling« [K 83]. In der Rubrik ist CALCIUM PHOSPHORICUM nicht — also mit dem reinen Repertorisieren hat man hier Mühe. Aber es gibt Rubriken, wo CALCIUM PHOSPHORICUM meiner Meinung nach sicher drin sein müßte, wie eben z. B. »Moaning«. Sie hat auch gesagt, daß er manchmal das Glas umkippt. Wo finden wir das? »Ungeschickt« [»Awkwardness«], unter »Extremities« [K 953] Dort ist CALCIUM dreiwertig — CALCIUM PHOSPHORICUM ist wieder nicht dabei.

(A.): Als Sie am Meer waren, tat ihm das gut oder nicht?
(MP.): Ja, damals ging der Husten endlich einmal ganz weg, und er war dann auch wochenlang beschwerdefrei, was für diese Zeit etwas Besonderes war.
(A.): Ich glaube, Sie haben erwähnt, daß er als Kleinkind auch einen Ausschlag hatte. Wo war der?
(MP.): Ja, um die Genitalien herum und auch am Bauch.
(A.): Wie sah der aus?
(MP.): Er war stark rot und hat an einer kleinen Stelle angefangen und sich dann ausgeweitet.
(A.): Jetzt die Schlafstörungen. Die haben wir jetzt vorhin nicht erwähnt, aber er hatte auch Mühe mit dem Schlafen.
(MP.): Ja.
(A.): Können Sie darüber noch etwas sagen?
(MP.): Ja, also zuerst, als er ganz klein war, hatte man das Gefühl, die ersten zwei Monate, er würde eigentlich bald einmal gut und ruhig schlafen. Dann begann es nach der kombinierten Diphtherie-Tetanus-Impfung, da hatte er damals auch so einen ganz seltsamen Anfall, ein paar Stunden nach der Impfung, und von da an schlief er sehr schlecht. Und jedesmal, wenn man das Gefühl hatte, jetzt kommt es wieder, dann kam bestimmt wieder eine neue Erkältung dazu, und dann fing alles wieder von vorne an.

Ich habe ihm zuerst die DiTe-Nosode gegeben, ohne jeglichen Effekt. Ich habe aber schon gesehen, daß sich beeindruckende Veränderungen nach der Impfnosode einstellten (wo die Symptome nach der Impfung auftraten), so daß ich in diesen Fällen öfters zuerst die Nosode verabreiche. Ein festes Konzept von ›wann und wann nicht‹ habe ich aber noch nicht entwickelt.

Er erhielt dann CALCIUM PHOSPHORICUM M. Sehen wir, was darauf geschah:

(MP.): Also, gleich nach dem Mittel, vier Tage später, bekam er einen recht starken Schnupfen und Husten. Aber dann haben wir schon gemerkt, daß er sich langsam verändert. Also, man hatte den Eindruck, er sei ruhiger geworden. Er begann Momente zu haben, wo er sich selber beschäftigte und für sich spielte, ohne daß er gleich den anderen etwas zerstörte.
(A.): Und wie war es mit seinen Erkältungen und seinen Mittelohrentzündungen?
(MP.): Also, Mittelohrentzündungen hatte er keine mehr. Erkältungen hatte er schon noch, aber nicht mehr so oft, und wenn er erkältet war, dann ging das Ganze rascher vorüber. Er hatte wohl noch Schnupfen und dann Husten, manchmal auch noch Ohrenweh, aber mit diesem BELLADONNA-Mittel ging eigentlich das Ohrenweh jedesmal nach ein bis zwei Stunden vorüber. Und er hatte immer längere Phasen zwischen den Erkältungen, wo er wirklich gesund war.
(A.): Im Frühling dieses Jahres hat er dann eher wieder begonnen... Sie haben gesagt, er wurde wieder mehr ein Teufeli, also er hat wieder mehr Dinge kaputtgemacht, wurde wieder unruhiger und hat dann mit Bettnässen begonnen, und das hat nicht aufgehört.
(MP.): Ja.
(A.): Und wir haben dann das Mittel nochmal wiederholt. Wie ist es jetzt seither gegangen?
(MP.): Ja, also seither ist es sehr gut gegangen, er hat sich nur zum Positiven verändert.
(A.): Und auch das Bettnässen wurde besser?
(MP.): Ja.

Er brauchte zweimal eine Wiederholung von CALCIUM PHOSPHORICUM: nach 4 Monaten und dann nach weiteren 10 Monaten, und jedes Mal zeigte sich wieder eine deutliche Wirkung.

FALL 9

(A.): Du bist vor etwa dreieinhalb Jahren mit dem Jungen zu mir gekommen; weshalb kamst Du damals?

(MP.): Er hatte ein Ekzem vor allem an den Oberarmen, welches sich dann auf die Schultern und den Rücken ausbreitete.
(A.): Hat das Ekzem auch gejuckt?
(MP.): Er hat sich oft gekratzt, ja.
(A.): Wir haben damals gesehen, daß es ein trockenes, hellrotes Ekzem war, manchmal mit etwas gelben Krusten und ganz feinen Bläschen in der Umgebung. Kannst Du uns etwas beschreiben, wie er damals als Kind war?
(MP.): Sehr nervös, konnte sich mit nichts beschäftigen, wollte immer, daß ich in seiner Nähe war, und ich konnte mich mit ihm nicht beschäftigen.
(A.): Du hast damals auch gesagt, daß er Dir wie ein Hundchen immer nachgefolgt ist, in jedes Zimmer, aber dann auch trotzdem keinen Körperkontakt wollte, auch nicht schmusen, aber immer in Deiner Nähe sein wollte.
(MP.): Ja.
(P.): Mir ist langweilig...

Hier haben wir das Glück — er kommt mit einem Rückfall, er ist wieder in der Situation, wo er das Mittel nochmal braucht. Gewisse Symptome sind jetzt wieder da, beobachtbar. Was fällt uns bis jetzt auf, wenn wir ihn betrachten? Als er reinkam — wie kam er rein, vielleicht auch im Vergleich zum vorigen Kind? Neugierig. Er kam rein und hat sich sofort umgesehen, da war die Videokamera, und das hat ihn interessiert. Er muß dasitzen, und ihm ist schon langweilig. Er sitzt jetzt noch keine zwei Minuten, und man merkt schon, er schaut rum: Was gibt's, gibt's nicht etwas Interessantes hier? Aber er hat es ja schon gesehen, und er sitzt. Und jetzt sagt er: ›Mami, mir ist langweilig.‹ Und dann macht er noch etwas, haben Sie das gesehen? Bohren in der Nase — welche Mittel gibt es da? Kennt Ihr alle diese Rubrik [K 324]? ARUM TRIPHYLLUM und CINA sind die Hauptmittel.

(A.): Was war sonst noch?
(P.): Ich will etwas spielen, es ist mir langweilig, nur dazusitzen.
(MP.): Er hatte nie Geduld für etwas und war oft sehr launisch.
(A.): Was meinst Du mit ›launisch‹?
(MP.): Daß er was wollte, und wenn er es bekam, dann war es auch nicht gut. Er wußte nicht, was er wollte.

Welche Mittel haben das — sie wollen etwas, und wenn sie es kriegen, wollen sie es doch nicht? CALCIUM PHOSPHORICUM, CHAMO-

MILLA — dort aggressiver, mit Wegschmeißen —, CINA, und da gibt es noch ein Mittel, BRYONIA, und was ist da charakteristisch? Die wollen etwas ganz Bestimmtes. Also, die wollen z. B. eine Orange, aber nur eine Orange, die vielleicht grün ist, oder... Einfach nur ganz genau das, und wenn sie nicht genau das kriegen, dann sind sie nicht zufrieden, dann wollen sie nichts anderes.

(A.): Hat er sich eine Zeitlang mit etwas beschäftigt, oder war es gleich von Anfang an...?
(MP.): Doch, er konnte sich schon mit etwas beschäftigen, das dauerte vielleicht fünf Minuten.
(A.): Und dann mußte es wieder etwas anderes sein.
(MP.): Immer was Neues.
(A.): Du hast gesagt, er war eigentlich recht neugierig und interessiert, aber eben nie lange an etwas. Du hast auch gesagt, daß er damals viel auf Entdeckungsreisen ging. Was hast Du damit gemeint? Oder ist das ein Wort, das er vielleicht gebraucht hat, daß er ›auf Entdeckungsreise‹ ging?
(MP.): Ja, er suchte immer nach etwas und fand es dann nicht.
(A.): Machte er in seinen Spielen auch Dinge kaputt?
(MP.): Ja, fast alles.
(A.): Hat er manchmal auch absichtlich Dinge kaputtgemacht?
(MP.): Das weiß ich nicht. Ich glaube, manchmal schon.
(A.): Du hast damals gesagt, wahrscheinlich hast Du das gemeint, daß er oft Dinge fast provokativ machte.
(MP.): Ja.
(A.): Hast Du das Gefühl, daß er oft auch unzufrieden war?
(MP.): Ja, ich glaube schon, nicht unbedingt wehleidig, aber er hat oft so geklönt.
(A.): Also nicht, wenn ihm etwas wehtat, großes Tamtam, aber irgendwie dauernd etwas traurig. Du hast auch gesagt, daß er selbst im Schlaf unruhig war und gesprochen hat.
(MP.): Manchmal.
(A.): Aber das Hauptsächliche, was Dir auf den Nerv ging, war seine Unruhe.
(MP.): Ja.

Hat jemand bemerkt, was er gerade gemacht hat? Er hat entdeckt, daß die Halogenlampe einen Schatten an die Wand wirft, und begonnen, mit den Schattenbildern zu spielen. Und wie lange hat er damit gespielt? Es scheint, daß er sich langweilt, sobald er den Trick begriffen hat.

Also, die Mutter hat zuerst gesagt, er kann überhaupt nicht spielen, aber wir sehen: Er kann spielen. Allerdings merken wir bald, daß er nicht allzu lange spielen kann. Wenn er mal rausgefunden hat, daß bei diesem Spielzeug die Löcher so und so funktionieren und man das so reinmachen kann, dann stellt er es auf die Seite. Oder auch dieses andere Spielzeug — er hat es mal aufgetürmt, und dann weiß er, wie es geht, und dann ist es nicht mehr interessant.

(A.): War er ein Kind, dem immer warm war, oder fror er leicht?
(MP.): Er war immer sehr verschwitzt.
(A.): Wo an den Haaren hat er geschwitzt?
(MP.): Da hinten.
(A.): Mehr im Nacken. Und in der Nacht, war er da eher abgedeckt oder hat er sich zugedeckt?
(MP.): Abgedeckt.
(A.): Weißt Du, ob er die Sonne gut vertragen hat?
(MP.): Ja.
(A.): Was hat er gegessen, was waren seine Lieblingsspeisen?
(MP.): Praktisch nichts.
(A.): Er hat fast nichts gegessen.
(MP.): Auch keine Lieblingsspeisen.

Das war der zweite Punkt. Die Mutter hat sich aufgeregt über die Nervosität dieses Kindes, und das zweite war der Kampf mit dem Essen. Einmal, als sie wieder mal vergeblich mit allen Mitteln versuchte, ihn zum Essen zu bringen, hat dieser Knabe gesagt, seine Hände seien nicht zum Essen da, die seien fürs Spielen.

Ich versuche jetzt, noch einige charakteristische Symptome für das Mittel herauszubekommen.

(A.): Gab es gewisse Dinge, die er aber trotzdem vorzog?
(MP.): Süßes, Schokolade.
(A.): Schokolade, was noch?
(MP.): Vor allem Schokolade.
(A.): Eiskrem?
(MP.): Nein.
(A.): Milch?
(MP.): Das ist das einzige gewesen, was er überhaupt getrunken oder gegessen hat.
(A.): Wie war es mit Geräuchertem?
(MP.): Hat er gemocht.
(A.): Hat er oft und leicht Erkältungen gekriegt?

(MP.): Nein.
(A.): Wie war es, wenn Du mit ihm in den Bergen warst, war da das Ekzem oder sein Verhalten anders?
(MP.): Nein.

Nach welchem Mittel habe ich jetzt gefragt? TUBERCULINUM; das ist besser in den Bergen, in Tannenwäldern und neigt zu Erkältungen. Dann hat sie gesagt, er mag gerne Milch. TUBERCULINUM ist ein Nachtrag unter »desires milk« [K 485] neben CARCINOSINUM, PHOSPHOR, SABADILLA und SANICULA. TUBERCULINUM mag auch gerne Eiskrem und Geräuchertes und hat häufig wiederkehrende Erkältungen. Dies konnten wir hier jedoch nicht bestätigen. Welches Mittel geben wir ihm? Sie sehen, bei diesem Kind haben wir nicht so schöne und gute konstitutionelle Symptome, um es zu bestätigen, aber die Art der Unruhe ist TUBERCULINUM. Es fehlt auch etwas die Boshaftigkeit, die ich vorhin so stark betont habe — sie ist da, aber ich würde nicht sagen, daß sie in diesem Fall sehr stark ausgeprägt ist —, aber er hat diese charakteristische Unruhe, von der wir bei TUBERCULINUM gesprochen haben, diese Neugier: Kommt rein, sieht sich um — was ist da Interessantes? Sobald er es gesehen hat, sobald er das Spiel kapiert hat, ist es nicht mehr interessant, er legt es weg, es wird ihm wieder langweilig. Er will nicht essen, er drückt es sogar in Worten aus: Also das Essen, das ist einfach nicht wichtig genug, ich bin da, um zu spielen, das ist das Wichtige in meinem Leben. Er zerbrach Dinge; die Mutter hat nicht gesagt: ›böswillig‹, sie nennt es ›provokativ‹. Aber es ist die Idee von TUBERCULINUM. Das dauernde Klönen paßt eher zu CALCIUM PHOSPHORICUM, aber das äußere Erscheinungsbild dieses dünnen, feinen Knaben ist wieder mehr TUBERCULINUM.

Was müssen wir bei Verdacht auf TUBERCULINUM immer wieder untersuchen? Die Halslymphdrüsen. Die meisten TUBERCULINUM-Patienten haben wenigstens tastbare Drüsen, sie müssen nicht immer stark vergrößert sein, aber tastbar. Besonders typisch sind ganze Stränge von Lymphknoten. Als zweites: dieser dünne, magere Körper mit den gut sichtbaren Rippen. Und was auch noch? Oft haben sie eine leichte Behaarung des Rückens. Jemand hat auf die Zähne gezeigt — vielleicht sieht man die Folgen davon, speziell bei Erwachsenen: Man kann fragen, ob der Patient im Schlaf mit den Zähnen knirscht. Das wäre ein schönes Bestätigungssymptom für TUBERCULINUM [»Teeth, grinding, during sleep«; K 432]. Das nächste Kriterium ist manchmal schwierig, denn ein Kind kennt all diese feinen Dinge oft nicht: Wenn Kinder sehr wählerisch sind beim Essen, können wir die Rubrik »desires delicacies« [K 485] nehmen.

(A.): Hat er gewisse Ängste?
(MP.): Vor Hunden.
(A.): Hast Du immer noch Angst vor Hunden?
(P.): Ja.
(A.): Vor den großen oder vor den kleinen?
(P.): Vor allen.
(A.): Andere Ängste?
(MP.): Katzen! Er wagt sich unter keinen Umständen auf den Balkon, wenn eine Katze auch nur in der Nähe ist.

Auf dem Video sehen Sie: Jetzt macht er es konsequent, den Umgang mit dem Spielzeug. Auf diese Weise hat er es kapiert, und es wurde ihm zu langweilig. Jetzt macht er es auf der anderen Seite. Also, er hat Angst vor allen Hunden und Katzen.

(A.): Kannst Du Dich erinnern, wann das Ekzem begonnen hat?
(MP.): Nachdem er eine Woche vorher geimpft wurde.
(A.): Was war das für eine Impfung?
(MP.): Tuberkulose.
(A.): Tuberkulose-Impfung. Und das Ekzem begann, soviel ich weiß, auch um diese Stelle rum, an diesem Oberarm.

Das wäre natürlich langweilig gewesen, wenn das bereits am Anfang gesagt worden wäre.

(A.): Wie ging es ihm drei Monate nach dem Mittel?
(MP.): Er wurde ruhiger, hat besser gegessen und auch besser geschlafen.
(A.): War dieses Hypernervöse nicht mehr?
(MP.): Gelegentlich wurde er noch jähzornig und hatte Wutausbrüche, wenn man etwas nicht zugelassen hatte.
(A.): Aber dieses pausenlose Rumrennen von morgens bis abends?
(MP.): Das war besser.
(A.): Das war besser. Wie ging es mit dem Ekzem?
(MP.): Das war rechts gut und links auch ziemlich gut.
(A.): Ja, das war damals am Abnehmen und hat sich dann in der Folge ganz zurückgebildet.

Es ist nicht mangelnde Konzentration bei ihm — TUBERCULINUM-Patienten konzentrieren sich relativ gut auf etwas, aber es wird ihnen sehr schnell langweilig. ›Reiselust‹ trifft dieses Verhalten wirklich gut, wenn man es in die jeweilige Situation übersetzt. Die Idee besteht darin, immer wieder die Situation zu wechseln; sie sind an einem Ort und gehen zum nächsten usw. Es ist nicht ›changeable mood‹, nicht etwas Emotionales, das sie wechseln läßt, sondern es ist effektiv die Situation, die sie immer wieder wechseln. Die suchen konstant nach neuen Erfahrungen. Routine ist für TUBERCULINUM ein Greuel; sobald etwas Routine wird, verlassen sie es. Darum sind sie auch ›cosmopolitan in jobs‹, sie haben viele verschiedene Berufe. Sobald Routine eintritt, langweilt es sie, und sie suchen nach neuen Herausforderungen, neuen Abenteuern. Wie dieses Kind hier im kleinen.

Bei CALCIUM PHOSPHORICUM fehlt oft sogar dieses anfängliche Interesse. CALCIUM PHOSPHORICUM-Menschen wissen nicht recht, was sie tun sollen. Man gibt ihnen was zum Spielen, sie wollen aber nicht spielen. Außer wenn die Mutter mit ihnen spielt; wenn sie Anregung haben, kapieren sie auch, was sie vielleicht damit machen können. Sie sind in einer neuen Situation, sind aber schon gelangweilt, weil sie nichts damit anzufangen wissen.

Beide Mittel sind im Repertorium eher untervertreten. CALCIUM PHOSPHORICUM haben wir auch in diesen wichtigen Rubriken nicht gefunden; die Nosoden sind im Repertorium generell untervertreten. Wenn Sie nachlesen, was über TUBERCULINUM im Kent und im Clarke steht, sehen Sie, daß diese Homöopathen zu der Zeit, als sie das geschrieben haben, selber noch wenig Erfahrung hatten mit diesem Mittel. Es sind einfach Berichte von Fällen, die geheilt wurden, aus denen sich aber noch wenig Typisches herauskristallisiert hatte. Bei Boericke ist es schon besser, und je mehr Erfahrung später da war, desto klarer wurde das TUBERCULINUM-Bild.

In bezug auf Essen gibt es keine Rubrik, die das Verhalten von TUBERCULINUM präzise beschreibt. Im Repertorium steht es unter »Appetit fehlt«, aber das ist nicht spezifiziert. Unter »Launenhaftigkeit«, und »Verlangen nach Delikatessen« kommt das Spezifische wieder zum Vorschein. Diese Menschen brauchen etwas Besonderes.

FALL 10: EINE HERPES-INFEKTION

Beim nächsten Fall, den ich Ihnen zeigen möchte, war nicht nur die Patientin, sondern auch ich etwas unruhig. Sie ist Künstlerin. Sie kam in einem akuten Zustand mit einem ganz extremen Lippenherpes in meine Behandlung. Sie sagte, ihr früherer Hausarzt habe bei ihrem Anblick die Hände über dem Kopf zusammengeschlagen und gesagt, so etwas habe er noch nie gesehen. Die Patientin hatte grotesk geschwollene und gelblich sezernierende Lippen infolge der Herpesinfektion.

(P.): Die Verschlimmerung kommt immer nachts. Ich muß ehrlich sagen, daß ich diese Nacht ein Schlafmittel genommen habe. Dauerndes Aufwachen nachts. Es ist ein ziemlich klarer Verlauf: Am Morgen geht es schlechter, gegen Mittag geht es besser, nachmittags besser und am Abend wie verzweifelt. Dann geht es für zwei Stunden wieder besser, und um 10 Uhr ein Tiefpunkt. Mir sind einige Sachen aufgefallen. Die haben sich schon angekündigt. Ich habe Bücher über Herpes gelesen. Ich habe am Samstag Hitzewallungen bekommen, Hitzegefühl im Körper, sehr intensiv auch im Unterkörper, das ist mir gestern eingefallen. Ich habe am Samstag am Kopf so etwas wie ein Ekzem gehabt, mit roten Flecken, die sehr stark gebrannt haben. Flecken, die plötzlich auftreten. Ich habe Puder darübergeschmiert. Ich glaube, das war eine Allergie, könnte vom Kunstlack sein. Sehr wechselnd am Kopf, wie ein Nesselfieber. Am Abend hatte ich den Eindruck, daß mir die Augen gebrannt haben. Dies als Ankündigung.

Das ist der dritte Anfall, den sie hatte. Früher wurde sie mit allem möglichen behandelt. Sie hat Interferon-Salben bekommen, antivirale Mittel, einmal auch noch Cortison. Das ist das zweite Interview mit ihr, ich habe ihr gestern ein Mittel gegeben, und sie hat gesagt, es sei schlimmer geworden.

Ist dies nun eine Erstverschlimmerung? Bei heftig verlaufenden akuten Erkrankungen erwarten wir keine weitere Verschlimmerung. Wenn die Krankheit nicht bereits auf dem Höhepunkt ist (was bei der Konsultation oft der Fall ist) sehen wir gelegentlich eine ganz kurze Verschlimmerung. Eine lokale Verschlimmerung tritt sonst nur auf, wenn gleichzeitig ein Heilungsverlauf auf einer tieferen Ebene in Gang kommt. Dies werden wir später noch sehen.

Was fällt an ihr auf? Sie ist sehr unruhig. Sie steht fast auf vom Sitz, dreht sich. Sie redet auch sehr viel. Sie ist sehr ruhelos, und zwar waren die Ruhelosigkeit und die Schmerzen in den Lippen nach Mitternacht am schlimmsten. Das hat sie effektiv aus dem Bett getrieben. Ich hatte sie vor einem halben Jahr mit SULFUR behandelt, und das hatte ihr gutgetan. Dann habe ich sie nicht gesehen, und dann kam sie mit diesem akuten Herpes. Sie ist sonst warm, aber jetzt ist sie sehr kalt. Ich habe ihr welches Mittel gegeben? ARSENICUM. Welche Beziehung hat ARSENICUM zu SULFUR? Es ist sehr oft das Akutmittel; dafür spricht auch die Verschlimmerung um Mitternacht, wodurch sie aus dem Bett getrieben wird. Ich habe ihr ARSENICUM gegeben — aber das war falsch. Warum war es falsch? Wenn eine Krankheit derart extrem verläuft, würden wir etwas von der Angst von ARSENICUM erwarten. Hinzu kommt, daß sie lieber alleine ist; auch das spricht gegen ARSENICUM.

(A.): Der Ausschlag ist vor dem Herpes aufgetreten?
(P.): Ja.
(A.): Und auch diese Hitzewallungen?
(P.): Ja. Diese Hitzewallungen sind sehr unangenehm. Gleichzeitig traten Schüttelfröste auf. Normalerweise habe ich immer heiß. Gestern hatte ich unangenehme Untertemperatur. Gestern nacht war mir kalt, ich ging mit Socken ins Bett. Verschlimmerung nachts, gegen Abend. Ich kann praktisch nichts essen und nehme pro Tag ein halbes Kilogramm ab. Der ganze Körper ist kalt.
(A.): Und was ist nachts schlimmer?
(P.): Vor allem der Puls. Die Schmerzen hören nicht auf. Ich habe das Gefühl, daß es jetzt am schlimmsten sei. Ich fühle mich nicht besonders schlecht. Am Montag war ich in X, hatte gute Energie, aber einen komischen Kopfschmerz, frontal, vorne auf der Stirn, und dann sticht der nach hinten und ist wieder vorne. Diese Schmerzen treten immer wieder auf. Vorne ein stechender Schmerz, der nach hinten ausstrahlt.
(A.): Wann kommt das hoch?
(P.): Gegen Abend. Gestern um sieben Uhr.
(A.): Bleibt der Schmerz in der Nacht?
(P.): Der geht nicht fort, und gleichzeitig habe ich ein komisches Gefühl im Magen. Ich frage mich, ob ich Krebs bekomme. Wie ist das Risiko für mich? Ich hatte mal eine Vernarbung am Unterkiefer. Wie groß ist die Gefahr, daß etwas zurückbleibt an meinem Mund? Nicht dieses Theater, das ich nun habe mit diesem Mund. Ich mache keine Schauspielerei, und nun merken das die anderen.

Wir schauen uns jetzt das akute Leiden an. Welche Rubriken können wir nehmen? Zuerst haben wir das Symptom »Herpes der Lippen« [K 369]. Dann haben wir auch eine kleinere Rubrik: »Gesicht, Ausschlag, feuchter Ausschlag, gelblich« [K 369], in der auch RHUS TOX. auftaucht. Sie hat ziemlich starkes Sezernieren der Lippen. Dann die nächtliche Verschlimmerung, die mich auf ARSENICUM gebracht hat. Aber die ist bei RHUS TOX. auch vorhanden, auch da haben wir diese Ruhelosigkeit, die aus dem Bett treibt, die sie dauernd sich bewegen läßt. Ich kannte die Unruhe bei RHUS TOX. nicht in dieser extremen Form. Wenn diese Patienten rheumatische Beschwerden haben, dann bewegen sie sich auch, aber sie stehen nicht gleich auf — sie rutschen ein bißchen herum, wechseln ein bißchen die Stellung. Sie steht ja wirklich fast auf und geht weg vom Stuhl. Aber wenn wir das Gesamtbild anschauen — die Kälte, der Bezug zum Herpes, der feuchte Ausschlag, der gelb sezerniert, das dünne Sekret bei Eruptionen —, deutet alles auf RHUS TOX.

Beschreiben Sie mir mal, wie die Patientin auf Sie wirkt; das Ruhelose haben wir schon. Ist sie besorgt? Wie redet sie? Sehr starker Redefluß. Redet sie zu mir? Sie hat kaum Blickkontakt, sie spricht die ganze Zeit wie zu sich selber. Ihr Gesicht ist meist sogar gänzlich abgekehrt von mir. Sie hält fast einen Monolog — ich müßte gar nicht mehr dasitzen. Also Redefluß, und wie ist der? Sprunghaft, dissoziiert. Zeitweise gar etwas wirr anmutend. Schauen Sie auf den Gesichtsausdruck und auf die Augen.

(P.): Es gibt Leute, die sagen, Du kannst ja froh sein, daß Du jetzt nicht auftreten kannst. Ich sehe hier ein Zusammentreffen von vielen Komponenten, das habe ich mir überlegt. Dieses Herpes-Zeugs. Und irgendwie frage ich mich gleichwohl, ob da nicht sehr viel zusammenkommt. Ob nicht dieses Möbelstück, das ich restauriert habe, das Seinige dazu beigetragen hat. Ich habe das ja abgeschmirgelt mit Chemie, und nachher, wie sagt man denn, hatte ich diesen Kunststaub überall. Und danach hat mich der Mund gebissen.

Wie übersetzen wir diese Art des Redens ins Repertorium? Theoretisieren [K 87]. Sie versucht, die Symptome zu erklären und verstrickt sich in theoretische Spekulationen.

(A.): Ist der Schmerz in der Nacht vor allem pulsierend, oder kann man es auch anders sagen?
(P.): Er ist leider vor allem pulsierend.

(A.): Ist das Jucken schwächer?
(P.): Nein, leider nicht so. Jetzt juckt es mich auch wieder. Was mich unheimlich dünkt, ist, daß es jetzt viel mehr näßt als das letzte Mal. Denn das Zeugs muß sich ja austrocknen. Aber ich weiß, das letzte Mal war das auch so, nur ist es jetzt viel schlimmer. Seit gestern abend läuft und läuft es. Und deshalb ist auch diese Schwellung. Das ganze Zeugs wäre gar nicht so schlimm, aber es sieht einfach schrecklich aus.
[Die Patientin muß sich ständig mit einem Papiertuch die nässenden Lippen abtupfen.]
(A.): Und die Schmerzen, wann beginnen die?
(P.): Vor allem abends, vor dem Zubettgehen. Um 10 Uhr. Ich glaube, das ist psychisch.
(A.): Aber wann beginnen die Schmerzen?
(P.): Eindeutig nachts.
(A.): Wann?
(P.): Das ist komisch, sobald ich im Bett liege, etwa um 12 Uhr, wobei ich gestern schon weniger Schmerzen als vorgestern hatte. Pulsierende Schmerzen; und wenn das Zeugs im Aufbau ist. Ich hatte schon viel schlimmere Schmerzen, z. B. bei dem Nieren-Zeugs. Aber es gibt Momente, wo man es nicht mehr aushält. Es ist ganz verrückt.
(A.): Hat sich etwas geändert von gestern auf heute?
(P.): Ich habe das Gefühl, daß jetzt der Höhepunkt da ist, schlimmer kann es nicht mehr werden.
(A.): Der Schmerz kommt nachts — können Sie im Bett bleiben oder müssen Sie aufstehen? Was machen Sie, wenn die Schmerzen stärker kommen?
(P.): Also jetzt — gestern bin ich im Bett geblieben. Aber ich habe schon eine ganz eigenartige Unruhe, als sei ich unterwegs, ich kann nicht stillsitzen, ich kann nichts lesen, ich muß etwas machen.
(A.): Der Schmerz macht Sie so ruhelos?
(P.): Nein, ich glaube nicht einmal, es ist komisch, wie wenn ich an einem ganz anderen Ort wäre.

Sie hatte gedacht: Ich sehe so schrecklich aus, ich kann es unmöglich ertragen, daß das andere Leute sehen. Haben Sie auf die Augen geachtet? Was sehen wir da? Sie hat einen abwesenden Blick, ist nicht richtig da. Mehr noch: Oft ist der Blick befremdend. Wie bei welchen Patienten? Bei psychisch Kranken. Manchmal ein richtig irrer Blick. Der Kommentar, den die Patientin selbst gab, als wir die Aufzeichnung zusammen angesehen haben: Oh, der Mund, der geht ja noch, aber die Augen, ich sehe ja wirklich aus wie ›Häle-Häle‹, wie jemand, der übergeschnappt ist. Und ich habe es einer befreundeten Psychologin gezeigt — ihr Kommentar war, daß es sie an einen präpsychotischen Zustand erinnere und daß die Patientin wahrscheinlich stabil bleiben könne durch ihre Unruhe und ihren Redefluß und auch durch ihre Fähigkeit, sich so gut auszudrücken. Von der Homöopathie her wissen wir, daß es noch einen anderen Grund dafür gibt, daß sie noch stabil bleibt — nämlich den Herpes. Ich glaube, es ist ganz wichtig, daß wir auch bei diesen hochakuten äußeren Erkrankungen die Ganzheit beachten, den psychischen Hintergrund einbeziehen. Wir müssen wissen, was wir behandeln, wollen wir den Verlauf richtig beurteilen.

Wenn das ein akuter Herpes ist und das ist alles, dann muß es nach dem Mittel schnell besser werden. Wenn die Krankheit nicht auf die Lippen lokalisiert ist, kann es anders aussehen. Wir werden sehen.

(P.): Was will man da noch lesen oder schöne Sachen machen? Es ist so ein Zustand wie in Nepal auf der Wanderung. Ich bin schon traurig, aber ich sage mir immer wieder, ich habe das nun mal.
(A.): Was ist hier ›traurig‹?
(P.): Man ist einfach sehr alleine, es ist, wie wenn man durch den Nebel wandern würde und plötzlich ein Auto käme. Ein eigenartiger Zustand. Man ist sehr, sehr alleine. Aber auf eine andere Weise ist es komisch. Man ist vielen guten Sachen sehr nahe. Danach Musik, oder es ist vielleicht nicht blöd, wenn ich sage, in diesem Alleinsein brennt ein Licht, das gleichzeitig Stärkung bringt. Ich sehe aus wie aussätzig, ich kann gar nicht mehr raus. Ich habe etwas gemacht, ich weiß nicht, ob es gut war. Die Putzfrau hat mir gesagt, daß ihre Tochter das auch habe und mit Zitrone bade. Ich habe es genossen. Ich habe den Schmerz genossen.

Ich habe sie gefragt: »Hat das nicht furchtbar gebrannt?« Sie hat geantwortet: »Doch, natürlich, aber das hat mir wohlgetan, weil ich dachte, ihr tut mir so weh, dann tu ich's euch auch, und sie mußten sich richtig zusammenziehen.« Sie hat ein komisches Verhältnis zu diesen Viren. Sie redet richtig zu ihnen, so mit dem Gefühl ›denen geb ich's‹, und zwischendurch sagte sie auch, daß sie eben nicht so ganz da ist...

Soweit zu ihrem psychischen Zustand. In all dem konnte ich keine Indizien für ein anderes Mittel finden, aber es ist wichtig, das wahrzunehmen. Wenn das Gefühl, aus dem Körper heraus zu sein, stärker gewesen wäre, kämen auch Mittel wie CANNABIS in Frage, aber das ist nicht das, worunter sie am meisten leidet. Sie ist wahrscheinlich am Kämpfen, um eben dazubleiben. Wo finden wir dieses Gefühl, alleine zu sein? »Forsaken feeling« [K 49]. Handelt es sich hier um ein echtes Verlassenheitsgefühl? Es scheint mehr diese spirituelle Einsamkeit zu sein, wenn man sich von dieser Welt entfernt und sich der ›anderen‹ nähert. Sie drückte diesen Kontakt auch aus, mit dem Licht und der Stärkung.

(P.): Ich habe gedacht, das tut mir so weh, jetzt gebe ich denen auch mal was. Ich habe mich richtig zusammengerissen, und das hat mir Freude gemacht. Ich habe den Schmerz genossen. Ich habe wirklich mit denen geredet, sie sollen mich diesmal nicht so plagen. Es ist, wie wenn die kommen und tanzen, und plötzlich gehen sie weg. Wenn es weggeht, sieht man nichts mehr; ich hatte das letzte Mal schönere Haut als vorher. Einfach die Angst ist am größten, daß etwas zurückbleibt, davor habe ich Angst.
(A.): Von gestern auf heute, was ist da passiert?
(P.): Von gestern: Zuerst hat die Geschwulst noch einmal zugenommen, und gleichzeitig ist es mir wohler geworden.

Ich habe ihr RHUS TOX. M gegeben und sie am nächsten Tag wieder bestellt. Was weder sie noch wir uns gestern vorstellen konnten — es wurde schlimmer!

Als ich das gesehen habe, dachte ich: Mein Gott, es ist noch schlimmer. Jetzt ist die Backe noch richtig geschwollen, und es ist so stark gelaufen, daß sie sich eine Klopapierrolle von einem Ohr unter dem Kinn durch zum anderen Ohr gewickelt hat, um die tropfende Flüssigkeit des Ausschlags aufzufangen. Aber: Der Blick ist mehr ›da‹, weniger abwesend, und sie ist ruhiger. Man hat schon ein ruhigeres Gefühl, wenn man sie nur ansieht.

(P.): Weil ich gewußt habe, daß der Höhepunkt des Ausbruchs erreicht ist, hatte ich psychisch das Gefühl, daß es nicht mehr schlimmer wird.

Da ist wieder ihre Theorie. »Weil ich gewußt habe, daß der Höhepunkt erreicht ist, geht's mir psychisch besser.« Schon gestern war sie überzeugt, auf dem Höhepunkt zu sein. Heute ist es noch schlimmer — warum sollte sie plötzlich ruhiger sein?

A.): Wann wurde es Ihnen wohler?

(P.): Ja, ich hatte nicht mehr so rasenden Puls und nicht mehr die stechenden Schmerzen. Innerlich hatte ich das Gefühl, ruhiger zu werden.
(A.): Was für Schmerzen haben Sie jetzt?
(P.): Pulsierende, weniger stechende Schmerzen. Ja, auch weniger Spannungsschmerz. Jetzt ist die Unterlippe eher zusammengefallen, echt, um 6 Uhr abends.
(A.): Die Unterlippe...
(P.): Ja, also ich konnte beinahe zuschauen. Es hat geprickelt, wie wenn Luft abgelassen worden wäre. Die Oberlippe ist angeschwollen, nachdem ich da war, und jetzt ist es nicht mehr so schlimm.
(A.): Welche Lippe ist zuerst angeschwollen?
(P.): Rechts oben, immer rechts oben.

Welche Lippe sollte sich zuerst bessern? Die Unterlippe. Warum? Die Oberlippe war zuerst betroffen, dann folgte die Unterlippe. Nach den Heringschen Regeln bewegt sich eine Krankheit in umgekehrter Richtung ihres Auftretens, aber auch von innen nach außen. Was muß sich also noch vor der Lippe bessern? Der psychische Zustand.

(A.): Fühlen sie sich nun innerlich ruhiger?
(P.): Eigentlich schon. Also, gestern habe ich schon noch zweimal geweint, aber nicht mehr verzweifelt. Vorher war ich mehr verzweifelt. Von gestern ist es mir psychisch besser gegangen, weil es... Ich fühle mich psychisch eigentlich gar nicht so schlecht.
(A.): Aber jetzt, seit gestern, eindeutig besser?
(P.): Ja, weil, ich habe noch Musik gehört, und ich stehe einfach anderen Sachen näher. Manchmal dünkt mich, ich sei, wie bei einem Schamanen, in einem religiösen Zustand. Sie hören Lieder, und sie empfinden diese viel intensiver als sonst. In diesem ganzen Zustand ist vielleicht etwas Gutes, nicht nur etwas Schlechtes. Aber einfach das Nachher ist mir ein Kummer. Ich habe das Vertrauen in meine Lippen...

Zu diesem Bild hier, also einen Tag nach RHUS TOX., hat sie kommentiert: »Ach, man sieht, daß es mir wieder besser geht, daß ich wieder da bin.« Das ist das, was Sie eben auch wahrgenommen haben. Und dann fragte sie: »Ist es so, wenn man in die Psychose kommt?« Sie sagte: »Aber jetzt ist mehr Trauer da.« Ich glaube, man sieht das, und man sieht es am nächsten Tag, bei der Fortsetzung des Interviews, noch deutlicher. Sie sagte: »Es kam jetzt sehr viel an Kindheitserinnerungen hoch«, und: »Solche Augen habe ich auf Bildern von meiner Kindheit«. Also diese Augen, die sie so schockiert hatten.

(A.): Also: Wie ist es jetzt gegangen von gestern auf heute?
(P.): Eigentlich gut. Am Nachmittag war die Schwellung zurückgegangen, so gegen 6 Uhr. Die Oberlippenschwellung ging sehr stark zurück, und auch die Schwellung der Wange. Ich konnte beinahe zuschauen. Und danach hat es aufgehört zu wässern. Alles ist gestoppt. Es ist eigenartig: Mir war, als würde ich landen, von einem Ort zurückkommen. Ich hatte so einen schweren Kopf, eine unangenehme Müdigkeit im Kopf. Alles war enorm verlangsamt.
(A.): Ist es so, als wären Sie wieder stärker auf den Boden gekommen?
(P.): Ja, ich hatte das Gefühl, als hätte ich wieder Kontakt mit dem Boden. Ich weiß nicht, woher ich gekommen bin, aber ich bin von einem Ort hergekommen und bin gelandet. Und gleichzeitig bin ich depressiv geworden, vielleicht auch, weil ich jetzt wieder stärker in der Wirklichkeit bin und stärker empfinde, was ich nicht machen kann hier in der Wirklichkeit. Ich habe das Gefühl, daß auch das nächste Wochenende schwierig wird. Irgendwie bin ich in dem großen Schmerz von vorher behütet gewesen. Das war so absolut, da blieb nichts zurück. Ich habe geschrieben, daß das für mich weniger schwer war als die dramatische Zeit jetzt, daß das wirklich ausheilen kann.
(A.): Es ist also so, daß Sie vorher gar nicht richtig da waren und nicht realisierten, was geschehen ist?

Versuchen wir, den Verlauf einzuordnen: Wir haben die drei Ebenen, geistig, emotional, körperlich. In welche Richtung hat sich die Krankheit bewegt? Wo orten wir die Krankheit, wenn die Patientin nicht richtig ›da‹ ist, ›an einem anderen Ort‹, wenn sie die Realität nicht wahrnimmt, sich entfremdet ist? Präpsychotisch? Im Geistigen. Die geistige Sphäre ist mitbetroffen. Jetzt sagt sie, sie sei deprimiert und traurig. Die Krankheit hat sich also ins Emotionelle verlagert, d. h. von innen nach außen.

(P.): Ja. Ja, jetzt realisiere ich wieder, was ich alles nicht kann. Jetzt wird es mir erst wieder bewußt, was geschehen ist. Ich habe auch lange nachgedacht, aber ich habe in der Nacht nicht mehr gefroren. Und eben: Wenn man etwas überlegt, dann fallen einem viele

Sachen auf. Ich habe diese auch aufgeschrieben bei den Voranmeldungen.
(A.): Die Schwellung ist gestern um 18 Uhr rapide zurückgegangen.
(P.): Ja.
(A.): War sie weniger stark als jetzt?
(P.): Ja.
(A.): Auch das Wäßrige war nicht mehr?
(P.): Nein, ich bin ganz selber schuld. Ich habe den Belag abgenommen, wie das letzte Mal. Ich habe mich letztes Mal auch infiziert, aber ich wollte einfach schauen: Was ist dahinter? Ganz doof, ja, und danach ist die Schwellung wiedergekommen.
(A.): Und wie fühlen Sie sich psychisch?
(P.): Nicht schlecht, gar nicht schlecht. Also, das habe ich auch geschrieben. Es ist so ein großartiger Unterschied zum letzten Mal, das kann ich gar nicht vergleichen. Es ist ganz anders. Ich habe mich gestärkt gefühlt, nicht so... Ja, es ist auch wegen Ihnen, aber ich bin auch sicher, das macht etwas im Inneren, diese Kügeli, die Sie mir gegeben haben, da bin ich ganz sicher. Ich bin das letzte Mal irrenhausreif gewesen, also wirklich. Der Dani hatte das letzte Mal wirklich Angst, daß ich das nicht mehr..., und jetzt ist das nicht mehr so.

Aber es ist immer noch eigenartig, nicht wahr? Sie ist mit vielen inneren Dingen konfrontiert. Darüber wird sie gleich noch sprechen, und sie spricht unheimlich schön.
  Das Folgende wurde zwei Tage später aufgenommen.

(P.): Ich habe nicht gerne Hitze oder Wärme, aber ich habe mich trotzdem in die Badewanne gesetzt.
(A.): Vorher, als Ihnen so kalt war?
(P.): Ja, schon vorher, schon vor dem Ausbruch. Es ist mir alles wieder in den Sinn gekommen, daß mir unangenehme Sachen geschehen sind. Ich habe schon damals zu frieren begonnen und habe mich in die Badewanne gesetzt, und das ist mir alles wieder in den Sinn gekommen, und ich habe es auch niedergeschrieben, daß ich auch extrem viel auf die Toilette gerannt bin, also wie noch fast nie. Also, normalerweise trinke ich nicht so viel. So im Schnitt, aber auch am Vortag, bin ich jede halbe Stunde gerannt. Das hat mich... Ich habe das auch geschrieben: Am Tag vorher war ich schlicht hysterisch. Ich mußte zur Arbeit, und ich habe immer so

blöde gelacht, wirklich hysterisch. Dann habe ich irgendwie auch
immer Angst gehabt, daß es mir sturm* wird.
(A.): Jetzt haben wir noch eine Zwischenphase. Gestern kamen Sie
zwischendurch akut in die Sprechstunde. Haben Sie plötzlich Fieber bekommen?
(P.): Ja, also am Mittwoch.
(A.): Genau, am Mittwoch haben Sie Fieber bekommen, und die
Wangen waren sehr stark gerötet.

In der Zwischenzeit wurde die rechte Seite stark gerötet, ziemlich
klar abgegrenzt, geschwollen, und sie hat Fieber entwickelt. Woran
denken wir da? An ein Erysipel. Ich habe auch einen Abstrich gemacht, und im Sekret hatte es massenhaft beta-hämolysierende
Streptokokken. Im Kent finden wir das unter »Erysipel« [K 373].
Sie hatte Fieber, intensive Rötung, Schwellung, ich glaube, sie hatte
auch einen heißen Kopf, und es war rechtsseitig. Welches Mittel
habe ich also gegeben? BELLADONNA. Wenn es links gewesen wäre,
oder besser gesagt: wenn es von links nach rechts gegangen wäre,
dann wäre es wieder RHUS TOX. gewesen. BELLADONNA habe ich
einmal gegeben; es war eine C 200.

(A.): Hat es auch geschmerzt?
(P.): Einfach gejuckt hat es.
(A.): Und Sie haben einen heißen Kopf gehabt?
(P.): Ja, schon.
(A.): Auch sturm?
(P.): Ja, total belämmert. Und dann habe ich Belladonna genommen, und nach zwei Stunden war alles vorbei. Also, es hat mich
auch an den Füßen gejuckt. Ich habe das immer noch, ich werde
beinahe verrückt, aber es tut auch wohl. Innen und außen und
auch an den Fersen. Also, nach zwei Stunden ist es mir sehr gut gegangen, nach diesen zwei Kügelchen.
(A.): Und mußten Sie noch einmal wiederholen?
(P.): Nein, ich mußte sie nicht wiederholen, und gestern war es soweit gut. Aber nachts hatte ich wieder Puls im Mund. Nein, kein
Fieber und kein Brennen. Da bin ich selber schuld. Ich habe das
selber veranlaßt. Ich hatte die Kruste wieder weggekratzt.

Jetzt sind die Lippen wieder besser. Möglicherweise hätte sie in diesem Stadium ein weiteres Mittel gebraucht. Sie hatte relativ lange

---

*schweizerisch für schwindelig

Zeit dicke Krusten, dicke, honiggelbe Krusten, und da wäre vielleicht GRAPHITES angezeigt gewesen. Das hätte evtl. die Abheilung im Krustenstadium beschleunigt. Aber ich hatte einfach zu sehr Angst, diesen Ablauf zu stören. Meiner Erfahrung nach schadet man häufiger durch zu frühen Wechsel eines Mittels als durch zu langes Warten. In diesem Fall hätte ich vielleicht den Verlauf noch um 1-2 Tage verkürzt. Aber ich war mir nicht sicher genug, dieses Risiko einzugehen.

BELLADONNA? Wenn ich das extrem Nässende bei diesem Herpes berücksichtige, glaube ich nicht, daß BELLADONNA da geholfen hätte. Es war auch nicht die Wildheit des Deliriums wie bei BELLADONNA. Auch hat sich nach BELLADONNA nur die Symptomatik der Superinfektion gebessert, nicht der Verlauf des Herpesinfekts.

Aus dem psychischen Zustand konnte ich nichts Direktes ableiten für ein Mittel. Bei ANACARDIUM z. B. haben Sie klarere, eindeutigere Symptome von der Psychose her; da würde ich so etwas erwarten wie die beiden Stimmen o. ä. — ihr präpsychotischer Zustand war eigentlich sehr uncharakteristisch. Sie hat auch von sich aus nichts gesagt; es ist etwas, das wir jetzt sehen und das sie bestätigt, aber der psychische Zustand ist nicht charakteristisch. Wir brauchen Symptome, und wenn uns der psychische Zustand nicht Symptome wie etwa die Stimmen oder die Angst liefert, dann müssen wir die Symptome nehmen, die charakteristisch sind. Die liegen hier im Körperlichen, und die gingen eindeutig in Richtung RHUS TOX.

Die Wiederholung des Mittels habe ich vom Auftreten des Prikkelns abhängig gemacht. Sie hatte zwischendurch wieder dieses starke Prickeln. Wenn es besser ging und wieder austrocknete, dann ließ ich es, und wenn das Prickeln und das Nässen wieder anfing, dann wiederholte ich das Mittel. Bei sehr heftigen, akuten Krankheiten kommt es oft vor, daß mehrere Dosen bis zur Ausheilung benötigt werden.

(A.): Wie ist es dann gegangen?
(P.): Jetzt wieder besser — in der ersten Hälfte der Woche ziemlich katastrophal, wie wenn ich das noch psychisch hätte durchmachen müssen. Horrorträume, wahnsinnige Horrorträume. Also, irgendwie hatten wir einen Toten im Keller, der war der Vater der Freundin meines Bruders, und der ist in der Folge abgestürzt, und den ließen sie sechs Monate liegen. Und mich ekelt doch alles so; also ich habe gesagt: Horror! Horror!
(A.): Das haben Sie geträumt?

(P.): Ja. Es stinkt doch, habe ich gesagt, nehmt ihn doch weg! Das macht man so, man legt ihn in den Sarg! Der steckt sonst unsere Äpfel an, das macht Aussatz! Sie gingen ihn einbalsamieren, wie bei einem Unfall war das eine Szene. Wie Horror, ich war den ganzen Tag verstört. Oder ich habe geträumt, ich müsse irgendwohin, und es sei alles voll. Ach, das wird noch lange wühlen, glaube ich. Also, dann kam mir wieder in den Sinn, daß mein Cousin gestorben ist. Der lag im Sarg, und dann mußten wir ihn küssen. Das wollte die Tante so, zum Abschiednehmen. Blumen waren drum herum, und er war völlig kalt — ich war elfjährig, und dieser Horror sitzt mir heute noch in den Knochen, wie der da drinliegt.

Sie sehen, was eine homöopathische Behandlung hervorbringt. Ich weiß nicht, wie lange die Patientin in Psychotherapien hätte gehen müssen, bis all das hochgekommen wäre. Das war tief versteckt. Sie hatte dreimal den Herpes, und nichts ist passiert; und jetzt wird die ganze Symbolik klar: Sie mußte diesen toten Cousin, der eiskalt war, im Sarg küssen. Wieder die Lippen, sehen Sie? Und all das ist im Nachhinein, nach der akuten Phase, in Form von Horrorträumen hochgekommen. Sie hat von Toten geträumt, die im Keller vermodern, und dieser Traum hat sie an etwas erinnert, das wirklich passiert ist: daß sie diesen toten Cousin im Sarg tatsächlich küssen mußte.

Jetzt ist sie wieder unruhiger, und sie leidet auch wieder stärker. Sie braucht wieder ein Mittel.

(P.): Der Tote, der lächelt und kalt und kühl ist, und wir müssen den noch küssen. Was die alles mit einem machen! Und das kommt jetzt alles. Ich habe lange nicht mehr diese Angstzustände gehabt, aber von Mittwoch auf Donnerstag brauchte ich Licht. Ich hatte das Gefühl, daß Dämonen vor dem Fenster Reihe standen. Also diesen Zustand hatte ich schon lange nicht mehr. Das ist dieser Herpes.

Was sie jetzt hat, sind Horrorträume der schrecklichsten Art und Angstzustände, und sie braucht Licht zum Schlafen. An welche Mittel denken wir? STRAMONIUM.

(P.): Irgendwie ist es noch nicht ganz abgeschlossen.
(A.): Wie ist das Befinden jetzt? War das eine Phase mit diesen Horrorträumen, und geht es jetzt besser?

(P.): Also, jetzt hatte ich keine mehr. Das waren drei Nächte hintereinander.
(A.): Wie ist Ihr Befinden im Vergleich zum letzten Mal, als Sie die Herpes-Phase hatten?
(P.): Es ist mir während der Zeit intensiv besser gegangen. Aber jetzt geht es mir intensiv schlechter, weil ich es intensiver durchgemacht habe. Es war stärker...
(A.): In dem Moment, wie war das?
(P.): Also, im Moment, als ich den Herpes hatte, ging es mir besser; es ist kein Vergleich. Es ist auch wegen Ihnen und wegen der Mittel, aber hinterdrein ist der Schreck größer als das letzte Mal.
(A.): Woran leiden Sie im Moment am meisten?
(P.): Ekelgefühl.

Hauptsymptom »Ekel« — was gibt es da für Medikamente? SULFUR, das Hauptmedikament; STRAMONIUM und SYPHILINUM sind ein Nachtrag [»Disgust« K 37]. Wie ist es mit SULFUR und den Schreckensträumen? Das paßt auch.

(P.): Mich grausen Telefonzellen, Menschenansammlungen, sogar im Zug, wie wenn man das von außen bekommen könnte, wie wenn die Äpfel befallen würden. Es ist etwas Irrationales. Auch scheuer; also, ich gehe in einem Restaurant essen, und ich bin relativ schnell müde, ich vertrage nicht viel.
(A.): Warum ist das? Ist es eine Angst vor Ansteckung, was Sie haben?
(P.): Wahrscheinlich schon, aber ich kann das gar nicht so sicher... Auch vor der Ansteckung, aber dabei ist das lächerlich.
(A.): Brauchen Sie jetzt Licht zum Schlafen? Haben Sie Angst in der Dunkelheit?
(P.): Ja. Es ist einfach, wie wenn das alles noch nicht ganz durch wäre. Das, was äußerlich verschwunden ist, befindet sich nun innerlich; das braucht Zeit.
(A.): Was Sie geträumt haben, sind das Dinge, die mit früheren Angelegenheiten etwas zu tun haben?
(P.): Also, das im Keller mit dem Cousin, das ist auf früher zurückzuführen. Dieser Kuß des Toten, das habe ich nie überwunden. Ja, ich habe irrsinnige Angst vor dem Tod. Ich weiß nun, daß das mit diesem Cousin zusammenhängt. Aber nicht wie im christlichen... Ich glaube, daß es irgendwie weitergeht, aber ich finde das schlimm, was vorher stattfindet, wenn man die Leute in eine Kiste

tut, wie die Freundin, die ich gehabt habe. Es ist ja sehr makaber mit diesen grausigen Sterbefabriken. Davor habe ich Horror.

Was macht sie jetzt? Sie theoretisiert. Sie hat Angst vor dem Tod, und dann kommt eine ganze Reihe von Erklärungen, von Sterbefabriken und Kisten und was man heute macht mit den Toten usw. Was machen wir mit der Angst vor der Dunkelheit? Ich habe sie danach gefragt, und sie hat es bejaht, aber es war weder sehr spontan noch intensiv, und was noch wichtiger ist, sie bringt keine spontanen Beispiele auf meine Frage (wie etwa, daß sie immer Licht anzündet oder daß sie einmal richtig Angst hatte). Wir verwerten dies nicht als Symptom.

Hier eine grundsätzliche Bemerkung zu den direkten Fragen: Prinzipiell sollen wir nur offene Fragen stellen oder fragen, um etwas Gesagtes besser zu verstehen oder zu präzisieren. Auch dabei müssen wir auf die Intensität und Klarheit des geäußerten Symptoms achten, auf das ›Aufleuchten in den Augen des Patienten‹, wie es Künzli ausdrückte. Auf der anderen Seite können wir die Sicherheit in unserer Verschreibung wesentlich erhöhen, wenn wir nach bestätigenden Symptomen zu in Frage kommenden Mitteln suchen. Dies sind oft Symptome oder Zeichen, die ein Patient höchst selten spontan äußert, einfach, weil sie für ihn keinen Krankheitswert haben, oder weil er sich vielleicht schämt, sie zu äußern. So wird ein Patient oft nicht seine ›lächerlichen‹ Ängste oder geheimen Haßgefühle mitteilen und es als absolut normal ansehen, daß er um 11 Uhr vormittags immer etwas essen muß. (Bei den in der Fortbildung verwendeten Videos, die meist im Nachhinein aufgenommen wurden, sind die Fragen natürlich auch dazu da, dem Patienten zu helfen, sich an das ursprünglich Gesagte zu erinnern. Aber dies ist eine andere Situation.)

Und was sehen wir vom Aspekt, vom Aussehen her? Rote Lippen, die Haare stehen so nach allen Seiten... Und wie ist die Kleidung? Auffällig. Nicht extrem, aber doch in der Tendenz: großer Schmuck, farbig. Und sie macht auch oft etwas mit der Zunge: Sie leckt so mit der Zunge über die Lippen. Gut, sie hat eine Krankheit der Lippen gehabt, aber trotzdem ist das auffällig. Wo finden wir das im Repertorium? Unter »Bewegung der Zunge« [»Motion of the tongue, lapping to and fro«, K 407]. Dort haben wir CUPRUM, HYOSCYAMUS, LACHESIS und SULFUR.

(A.): Als Sie früher den Herpes hatten, war das ein ähnliches Erlebnis?

*(P.): Nein, das ist das erste Mal. Damals kam nie etwas, aber diesmal nimmt es mich viel stärker mit. Ich bin einfach noch schwach, aber ich traue mir schon... Natürlich muß man sehen, daß da einiges zusammengekommen ist. Eben, ich habe auch schon längere Zeit nicht so Lust, mit meinem Freund zu schlafen. Er leidet auch darunter. Er setzt mir langsam gewisse Ultimaten. Es ist zu lange. Vielleicht gäbe es ja Globuli dagegen [lacht], aber ich weiß nicht, eben, es ist wie bei diesem Herpes, ich hatte da erotische Träume, ich explodiere, aber ich erlebe es dann nicht dort, wo ich könnte.
(A.): Also während dem Herpes hatten Sie erotische Träume?
(P.): Nein, vorher. Da hatte ich wirklich starke Phantasien, wunderschöne Träume. Aber nachher bin ich dann mal fremdgegangen. Also, ich sage manchmal, ich brauche das gar nicht. Das ist gelogen. Ich glaube, das ist wahrscheinlich gelogen, das stimmt wahrscheinlich nicht. Denn das ist da, man sucht sich neue Ventile, ich weiß auch nicht, was da alles mitspielt, jetzt mit dieser ganzen Geschichte. Ich weiß nicht, ob ich wieder einmal alleine leben werde, ich weiß nicht, was passiert. Denn es hat sehr viel in Bewegung gesetzt.
(A.): Was hat sich noch in Bewegung gesetzt?
(P.): Eben, daß ich gut überlegen muß, was ich bin, ob ich diese Beziehung will, ob das gut sei für uns beide. Halten wir uns nicht einfach aneinander, und bremsen wir uns nicht im Wachstum? Aber dennoch will ich dranbleiben, es ist mir wichtig. Die Weigerung von mir, die gekommen ist, die ist konstant geblieben, die ist seit zwei Jahren da.
(A.): Also seit zwei Jahren ist die Situation konstant?
(P.): Ja, ich habe irgendwie keine Sexualität mehr.
(A.): Haben Sie Abneigung?
(P.): Ja. Ja, aber das ist nur eine Seite. Ich glaube eben, außerhalb würde ich es gerne machen. Das spürt er natürlich auch.*

Welches Mittel ist das? Das ist SEPIA. Ablehnung in der Beziehung und offen für Abenteuer außerhalb. SEPIA braucht die stärkere Stimulation, um in Gang zu kommen. Dies ist analog der Besserung durch kräftiges Bewegen oder Tanzen. SEPIA braucht in der Regel auch Stimulation und Bestätigung außerhalb der Familie. Obwohl sie sich zu Hause total überfordert fühlen, kann z B. ein Teilzeitjob ihnen wieder Energie geben.

(P.): Das geht auf die Dauer nicht. Oder es kann auch so sein, daß ich nachher geweint habe und nicht mehr wußte, warum. Das war

vielleicht so massiv damals, als ich mich verliebt habe, daß ich mich davon abgewendet habe, weil, wir haben beide nicht geschickt reagiert. Aber da kommt noch vieles weitere dazu. Mich dünkt, man müsse auch Zärtlichkeit im Geist haben, und wenn das nicht da ist, dann wehrt sich mein Körper wie ein bockiger Esel. Er will gar nicht. Da ist sehr viel in Bewegung gekommen, das kann ich jetzt nicht mehr verdrängen. Es war vorher latent da, aber jetzt ist es da.
(A.): Also, ist das so, wie wenn es jetzt hervorbrechen würde?
(P.): Ja, fast wie der Herpes. Auch, daß ich plötzlich weiß, daß diese Todesängste kommen durch diesen Cousin, eindeutig. Das ist mir aufgegangen nach dem Traum mit diesem Toten.
(A.): Gibt es noch weitere Angelegenheiten, die Ihnen Angst machen?
(P.): Ja, manchmal noch, weil ich so schwach bin. Ich mache manchmal Krafttraining. Also, manchmal ist es mir sehr schwindelig, wenn ich rausgehe, das ist wahrscheinlich, weil...
(A.): Nur an der frischen Luft?
(P.): Ja, dann... kommt so Zeugs wie mit 17 Jahren. Ich hasse das ein wenig, durch den Bahnhof zu gehen, und plötzlich fühle ich mich wie auf dem Ozean, als würde ich ertrinken. Wie wenn man in Ohnmacht fallen würde. Das passiert meistens nicht.
(A.): Haben Sie dann das Gefühl, daß Ihnen übel wird und schwindlig?
(P.): Ja, ich spüre das. Ja, bevor ich den ersten Horrortraum gehabt hatte, mit 18 Jahren — der hat mir riesig Angst gemacht, aber jetzt habe ich nicht mehr so Angst gehabt. Ich war vor dem Einschlafen nicht mehr richtig zentriert in mir selber. Die Gedanken haben sich gedreht wie in einem riesigen Rad. Da hatte ich das Gefühl, als würde ich überschnappen. Vor dem Einschlafen. Ich mußte mich richtig auf dem Bett halten wie beim Rößlispiel. Das war von Dienstag auf Mittwoch.
(A.): Haben Sie das Gefühl, daß sich die Welt dreht?
(P.): Ja, alles dreht sich. Ich komme mir vor, wie wenn ich aufgehängt wäre am Himmel. Es ist mir dann auch schwindlig. Alles dreht sich mit mir, die Welt, die Gedanken.
(A.): Und dann müssen Sie sich am Bett festhalten?
(P.): Ja, also schon fast. Ich bin nicht mehr zentriert im Körper.
(A.): Ist es fast, wie wenn Sie schweben würden?
(P.): Ich bin nicht mehr im Körper. Also, es hat mir schon nicht so gefallen, aber ich habe es schon gekannt, darum habe ich nicht mehr so Angst gehabt.

(A.): Hatten Sie früher Angst?
(P.): Ja. Also, ich hatte es nur einmal, ganz intensiv.
Auch hier stelle ich wieder direkte Fragen. Diesmal dienen sie dazu, mich rückzuversichern, ob ich ihren Zustand richtig verstehe, und ob die Begriffe, die ich in Zusammenhang mit unserer Materia Medica formuliere, mit ihrem Erleben übereinstimmen. Sie sehen, es handelt sich dabei nicht um Schwindel, wie sie es anfänglich ausdrückte, auch nicht um Ohnmacht, sondern eher um ein Gefühl, ›aus dem Körper auszutreten‹. Etwas anderes konnten wir hier beobachten: Ich habe sie unnötigerweise unterbrochen und nach einer Modalität gefragt (Schwindel an frischer Luft). Sie hat darauf nicht geantwortet und ist nicht von ihrem Thema abgekommen. Das verdeutlicht, wie stark sie in diesem Erleben drin ist. Dies war auch Glück für mich, da wir durch solche Fragen den Patienten leicht in eine neue Richtung leiten können, die ihn von seinem spontanen Bericht wegbringt.

Da haben wir also doch einige Symptome für CANNABIS: Sie tritt aus dem Körper heraus, sie schwebt, sie hat Angst dabei, dann hat sie geweint, ohne zu wissen, warum — auch typisch für CANNABIS —, und schließlich — das kommt in der Aufzeichnung nicht vor, aber sie hat es gesagt — hat sie das Gefühl, daß sie größer wäre als andere. Ich hatte eine CANNABIS-Patientin, die mußte sich in diesem Zustand mit beiden Händen am Stuhl festhalten, weil sie das Gefühl hatte, sonst davonzufliegen.

(P.): Ich wußte nicht, was dagegen zu tun war. Wissen Sie, das ist — blöde gesagt, wenn Sie einmal zuviel Alkohol trinken; das passiert mir nicht viel, aber das ist dann ähnlich. Dann dreht sich auch alles. Das finde ich das Letzte. Alles dreht sich.
(A.): Und der Schwindel, den Sie in Menschenmengen haben, ist das eher ein Ohnmächtigwerden oder ist das eher ein Drehgefühl?
(P.): Also, gestern war das ein Drehen. Mich hat gedünkt, daß... Das ärgert mich, weil ich lange diese Symptome nicht mehr gespürt habe.
(A.): Das sind alte Symptome?
(P.): Ja. Gerade das mit dem Karussell, das ist ein altes Symptom. Und wie... [Gespräch wird unterbrochen durch die Meldung, daß das bestellte Taxi warte.] Also, ich muß noch in die Schule gehen, aber ich kann ja auch den späteren Zug nehmen. Der Taxifahrer soll fünf Minuten warten, die sind schließlich dafür da.

Was ist das für eine Reaktion? Zunächst mal eine gesunde, aber sie zeugt von einer starken Persönlichkeit, von einer Person, die selbstbewußt ist. »Der soll mal warten, dafür ist er da«, nicht: »Oh, der muß jetzt warten, ich sollte vielleicht... Wir sollten... Ist ja nicht so wichtig, was wir hier machen...« usw. Welches Mittel ist bekannt für ein sehr stark ausgeprägtes Gefühl für sich selber, für die eigenen Bedürfnisse? SULFUR.

(A.): Haben Sie auch Angst vor Tieren?
(P.): O ja, Hunde und Schlangen. Also, wenn ich einen großen Hund sehe, dann verschwinde ich.

Das wäre wieder STRAMONIUM. Ich habe STRAMONIUM noch nicht aus der Differentialdiagnose gestrichen.

(P.): Vor Spinnen gar nicht, aber Nachtfalter. Oh, Nachtfalter, oje... Ojeojeoje! Die sehe ich hundertmal größer, oder die Totenschläger.
(A.): Und wie ist es, wenn Sie auf glänzende Oberflächen schauen, wenn Sie auf einen Spiegel oder über eine Wasserfläche schauen?
(P.): Das finde ich wunderschön.
(A.): Und wie ist es, wenn Sie Wasser ins Gesicht bekommen?
(P.): Das habe ich wahnsinnig gerne. Ich bade nicht gerne, aber duschen — möglichst unter die Dusche stellen.
(A.): Können Sie auch wütend werden?
(P.): Ja.
(A.): Auch richtige Ausbrüche?
(P.): Ja, schon.
(A.): Was machen Sie dann?
(P.): Also, nicht eigentlich nur schreien oder so.
(A.): Was dann?
(P.): Dann bewege ich mich meistens [lacht]. ›Gottfried Stutz‹ fluche ich dann und atme stark. Also schon...
(A.): Können Sie auch Gegenstände herumwerfen?
(P.): Weniger. Weniger, weil, das hat meine Mutter gemacht, und das hasse ich.
(A.): Kommt es vor, daß Sie auf Ihren Freund losgehen?
(P.): Nein, eher das Gegenteil. Eher, daß er auf mich loskommt. Nein. Der Dani hat auch gesagt, ich soll Ihnen sagen, daß ich häufig Ekelgefühle habe.

Bestätigt sich hier STRAMONIUM? Ich frage nach all den schönen Leitsymptomen, und sie antwortet auf praktisch alle mit dem Gegenteil. Diese Patientin hatte keine eigentliche Wut. Ich habe nach Wut gefragt, und sie hat gesagt: »Ja, ja«. Und dann habe ich sie gefragt, wie sie sie äußert, und da sagte sie: »Ja, eigentlich sage ich dann nur ›Gottfried Stutz‹ und bewege mich.« Das ist nicht STRAMONIUM. STRAMONIUM wäre, wenn sie einen Wutanfall hätte und vielleicht auf den Freund losginge. Sie hat vielleicht mal die Stimme gehoben, na gut. Wir dürfen nicht vergessen, daß wir in einer Gesellschaft leben, wo wir die Aggression primär als negativ betrachten und Mühe haben, sie auszudrücken. Was wir dann an uns selber als Wut erleben, ist oft ein recht verzerrtes Bild.

Welches Symptom bestätigt sich aber immer wieder? Ekelgefühl! Sie erwähnt es sogar, wenn ich nach etwas gänzlich anderem frage. Das macht die Antwort besonders gewichtig.

(A.): Ekel vor verschiedenen Sachen?
(P.): Ja, ganz verschieden. Also, ich habe auch gemerkt, mit diesem Traum mit diesem toten Cousin, daß die von dort herkommen. Dort kommt ein ganzer Rattenschwanz her.
(A.): Wenn Sie an einem anderen Ort essen gehen, haben Sie dann auch Mühe?
(P.): Manchmal. Also wissen Sie, wenn ich mal an einem Ort bin, wo sie eine extreme Unordnung haben, wo es zehntausend Sachen hat — also, mir kann dann schnell eklig werden. Oder einfach Gerüche. Ich habe eine wahnsinnig feine Nase. Oder auch ich selbst. In der Zeit vom Herpes, da hatte ich eine schreckliche Ausdünstung; da konnte ich mich zehnmal waschen, das hat überhaupt nichts genutzt. Also, das ist ziemlich...

Das kennen Sie alle als ganz wichtige Symptome für SULFUR. Sie gibt auf meine direkte Frage mehrere Beispiele, um zu illustrieren. Diese Antworten sind wertvoll, da sie zeigen, daß wir an einen ›lebendigen‹ Punkt gerührt haben. Dieses Ekelgefühl, wenn die anderen so ein bißchen Unordnung haben — und zu Hause haben sie selbst die größte Unordnung, aber bei fremden Leuten stört es sie, oder sie putzen schnell noch das Besteck an der Tischdecke ab, bevor sie anfangen zu essen; auch diese Empfindlichkeit speziell für die eigenen Körperausdünstungen. Das ist manchmal auch ein Grund, warum sie oft ein bißchen zuviel Parfüm benutzen, damit sie sich nicht mehr riechen müssen.

(A.): *War das nur wegen dem Herpes, oder haben Sie das sonst auch?*
(P.): *Ja, das habe ich sonst auch. Mich kann alles ekeln. Ich bin irgendwie gestört. Also wirklich übertrieben.*

Was sie auch noch gesagt hat — wegen der Länge des Interviews habe ich das wohl herausgeschnitten: Sie hatte Hunger in der Nacht, sie ist oft nachts aufgestanden und hat etwas Süßes gegessen; außerdem hat sie eine Aversion gegen fette Speisen. An welches Mittel müssen wir bei »Hunger in der Nacht« auch noch denken? Da ist CHINA dreiwertig [»Appetite, increased, night«, K 477]. Und dann: Sie ist Künstlerin, und sie hat gesagt, in der Liebe fehle ihr bei ihrem Freund das poetische Element, und der Geist gehöre auch dazu — das ist die poetische Liebe von CHINA. Aber sonst haben wir nicht viele weitere Symptome für CHINA.

Welches Mittel geben wir nun? SULFUR. Dafür spricht auch, daß sie vor dem Herpes gut auf SULFUR reagiert hat. Ich habe ihr also wieder SULFUR gegeben.

Zu STRAMONIUM: Es ist möglich, daß sie durch einen STRAMONIUM-Zustand hindurchgegangen und wieder herausgekommen ist, ohne STRAMONIUM zu brauchen. Etwas früher habe ich sie gefragt, was das schlimmste sei, und darauf hat sie geantwortet: Der Ekel. Und sie unterstreicht das noch einmal: Auch ihr Freund habe gesagt, das sei schon ein bißchen verrückt. Ich habe auch gefragt, wie das mit den Horrorträumen sei, und da sagte sie: Ja, die habe ich in den letzten Tagen nicht mehr gehabt. Das liegt also im Moment nicht mehr im Zentrum. Aber wenn ich das Interview auch nur eine Woche eher gemacht hätte, kann es sein, daß STRAMONIUM deutlicher hervorgetreten wäre.

Wie können wir entscheiden, wann eine Mittelgabe notwendig ist? Ich unterscheide zwei Arten von Symptomen: die ›Stagnationssymptome‹ und die ›Wachstumssymptome‹. Wachstumssymptome sind Symptome, die auftreten, wenn wir uns bewegen, wenn wir eine Grenze überschreiten. Das Herzklopfen und der Handschweiß eines scheuen Jünglings, wenn er sich aufrafft, ein Mädchen anzusprechen, gehört ebenso dazu wie die heftigen Wehen, die mit einer Geburt einhergehen. Gesundheit ist nichts Statisches, und wenn wir uns bewegen, wenn wir den einen Fuß heben zum nächsten Schritt über irgendeine Grenze, erleben wir immer ein vorübergehendes Ungleichgewicht, welches auch mit Symptomen einhergehen kann. Diese Symptome bedürfen keiner Behandlung. Anders die Stagnationssymptome. Hier dreht sich der Mensch im Kreis, leidet immer wieder am selben Leiden. Der Schmerz gebiert nichts, und keine Veränderung folgt auf das Leiden. Hier benötigt der Patient unsere Unterstützung.

Mit den Symptomen verhält es sich ähnlich. Wenn über eine gewisse Zeit — ich nehme als Richtmaß meist ca. 2 Wochen — keine Veränderung, keine Bewegung sichtbar wird, und das Leiden nach einer Behandlung verlangt, ist es oft Zeit für eine Wiederholung des Mittels oder für ein neues Mittel.

Für PLATINA haben wir eigentlich fast nur das Symptom, daß sie glaubt, sie sei größer als andere. Und PLATINA ist extrem sexuell, hat einen sehr starken Drang zur Sexualität — sie hat keinen — und einen Wechsel zwischen psychischen und körperlichen Symptomen (die Patientin hatte die Störung gleichzeitig auf beiden Ebenen).

Gut, ich habe ihr also SULFUR gegeben. Schon nach dem RHUS TOX. hat ja die Kälte wieder abgenommen, und jetzt ist sie wieder wie früher. Sie will auch nicht baden — das hat sie dreimal spontan gesagt, ohne gefragt zu werden. Sie duscht gern, aber sie hat eine Abneigung gegen Baden.

Das letzte Gespräch und die SULFUR-M-Gabe war vierzehn Tage her. In ihrem Bericht blendet sie immer wieder zur Herpesphase zurück. Für sie ist das ein zusammenhängender Prozeß.

(A.): Was ist geschehen...
(P.): Ich bin einfach gelandet; ich war eine Woche vorher neben den Schuhen. Also, wirklich im Bahnhof am liebsten umgefallen. Ich hatte das Gefühl, daß ich es nicht mehr schaffe bis zu den Ferien, wieder ins normale Leben zurückzufinden. Alles war sehr anstrengend. Also, ich stelle mir jemanden vor, der — also ehrlich, der psychisch überschnappt. Und ich hatte Angst. Ich bin damals auch gekommen mit dieser komischen Cortison-Salbe, und als Sie mir gesagt haben, daß ich das nun durchstehen solle, habe ich die weggeworfen. Und nach diesem Mittel — eine Woche später ging es mir viel besser.
(A.): Kam das schnell?
(P.): Sehr schnell. Also, am Dienstag bin ich durch den Bahnhof gegangen und habe gespürt, daß ich wieder da bin.

Sie wird auch zunehmend schöner, nicht?

(P.): Es hat mich plötzlich gedünkt, daß ich auch etwas annehmen muß. Also, wenn ich auf der einen Seite ein Chaot bin und auf der

anderen Seite eine Prinzessin, dann gehört das einfach zu mir. Es hat hier viele Sachen, die sich das Leben lang in der Quere sind. Also, ich weiß nicht. Sie haben mich einmal gefragt, was ich in Nepal gemacht habe, und das kam mir plötzlich in den Sinn, also, was da gegangen ist, also ... Ich habe mich mehr von außen angeschaut. Mit mehr Distanz. Dieses ganze Gefühlsleben konnte ich mit mehr Distanz anschauen, wie ein Rad. Ich hatte damals immer Angst vor Krankheiten, weil es die dort gibt. Denn viele Leute haben uns Angst gemacht, es sei ein Hirnhautentzündungsvirus in der Gegend. Und ich war echt ein Hypochonder und hatte jeden Tag mit dem gesprochen, ja, mit einem Zwerg, und ich habe gemerkt, daß es gar nicht schlimm ist, wenn man dies in Teilen stehenläßt, also mit mehr Distanz von außen dies anschaut.

Auf der Aufzeichnung fehlt ein Teil der Geschichte. Sie hatte am Anfang gesagt, daß sie früher solche Spaltungserlebnisse hatte, das Gefühl, daß sie nicht integriert sei. Das ist wahrscheinlich eine Folge dieser extremen Einwirkung in der Kindheit, dieses Schocks. Und als sie nach Nepal ging — sie haben dort Trekking gemacht —, hat sich dieses Gefühl wieder gebessert; diese zwei Teile sind dort besser zusammengekommen. Eine gewisse Tendenz zur Spaltung war schon in der Kindheit da. Man sieht auch jetzt, da sie wieder gesünder ist, sehr schön, wie die Augen anders aussehen, wie sie wach ist, wie sie sofort hinsieht, wenn jemand hereinkommt, wie sie Kontakt aufnimmt. Und Sie sehen, wie sie weitere tiefe Einsichten erlangt und wie sie ihre Teile, die Prinzessin wie die künstlerische Chaotin, in ihr Menschsein integrieren kann.

(A.): Wie ging es Ihnen mit Ihren Ängsten und Ekelgefühlen?
(P.): Ich mache ganze Reisen irgendwie. Ich erlebe sehr viel. Das weniger jetzt.
(A.): Ist das nicht mehr im Vordergrund?
(P.): Nein. Also, ich mache eher Zeitreisen. Mir kommt vieles in den Sinn von früher, von der Großmutter. Da war ich häufig. Es ist so, wie wenn sich das Rad drehen würde. Ich versuche das von außen anzuschauen.
(A.): Hat das etwas Positives für Sie?
(P.): Nicht nur. Manchmal ist es sehr traurig. Manchmal bin ich auch verzweifelt.
(A.): Und wenn Sie die Erinnerungen gehabt haben, wie ist das für Sie?

(P.): Gewisse Angelegenheiten muß ich jetzt lösen. Es ist in Bewegung.
(A.): Haben Sie immer noch Ekelgefühl vor Gerüchen?
(P.): Eigentlich weniger.
(A.): Ist das noch aufgetreten oder praktisch nicht mehr?
(P.): Eigentlich nicht mehr.
(A.): Und das Gefühl, daß alles modert und tot ist?
(P.): Weniger.

Ich stelle verschiedene Fragen, aber die sind im Moment nicht wichtig für sie. Ich frage z. B.: Wie ist das mit den Ängsten? Sie antwortet: Ja, ich bin auf einer Reise. Jetzt kommt sehr viel hoch, sehr viel Vergangenes, sie hat auch Probleme mit ihrem Vater, all das hat sie geäußert. Wenn die Patientin mit dem, was hochkommt, vielleicht nicht fertig wird, und wenn auch keine anderen Mittel angezeigt sind, dann ist das sicher ein Zeitpunkt, an dem man sagen könnte: Jetzt wäre es gut, mit einem Psychotherapeuten diese Erinnerungen aufzuarbeiten. Vorher hatte sie gesagt, mit ihr stimme etwas psychisch nicht, aber sie wolle nicht zu ›diesen Leuten‹, die steckten sie so in Kisten usw. Sie wollte zu keinem Psychotherapeuten. Was jetzt hochkommt, wird vielleicht zuviel für sie. Doch sie schafft es selber. Sie ist bereit für die Wandlung und kann die Erkenntnisse sehr gut integrieren.

(P.): In der Dunkelheit habe ich keine Angst mehr.
(A.): Und offene Plätze?
(P.): Da habe ich nichts mehr gemerkt, also wirklich. Generell weniger Ängste. Ich habe das Gefühl, vielleicht kommen sie wieder [lacht], ich weiß es nicht.
(A.): Wie ist der Schlaf?
(P.): Eigentlich gut.
(A.): Nicht mehr so gestört durch viele Gedanken?
(P.): Nein, nein.

Es ist jetzt in den Augen viel Introspektion, und auch Trauer, aber nicht mehr das Irre.

In den folgenden Monaten machte die Patientin eine langsame, aber stetige Entwicklung durch, indem sie vieles aus der Kindheit verarbeiten konnte. Einen Psychotherapeuten mußte sie nicht hinzuziehen. Sie hatte ziemlich genau ein Jahr später einen milderen Rückfall des Herpes, bei dem sie zweimal eine RHUS TOX. 200 einnehmen mußte, und im darauffolgenden Jahr noch einmal einen

Herpes, wieder im Januar, diesmal noch schwächer ausgeprägt, der auf eine Dosis RHUS TOX. 200 reagierte. Seither kein Herpesausbruch mehr.

THEMA IV:
WUTANFÄLLE BEI KINDERN

Ich möchte Ihnen jetzt in Ergänzung zu den Fällen der ruhelosen Kinder noch zwei weitere Fälle von Kindern zeigen.

FALL 11

(A.): Sie kamen 1986 mit dem Jungen zu mir. Weshalb kamen Sie?
(MP.): Ja, ich kam, weil er erstens sehr oft Wutanfälle bekam, und zwar mehrmals am Tag, daß es wirklich manchmal nicht zum Aushalten war, und immer, wenn man ihm in etwas widersprach, wurde er sehr wütend und legte sich auf den Boden und zappelte wie wild, und er spürte sich wirklich nicht mehr. Man merkte, es war richtig wie ein Ausbruch, er konnte sich nicht mehr kontrollieren. Und das war sehr mühsam für mich, weil, wenn man das ein- bis zweimal am Tag hat, das geht noch, aber wenn es mehrmals ist, dann wird es schwierig.
(A.): Es war viel mehr als zwei- bis dreimal?
(MP.): Ja, ja. Das war vielleicht manchmal bis zu zehnmal am Tag. Sicher nicht jeden Tag, aber doch sehr häufig.

Wie paßt das zusammen, was die Mutter jetzt sagt und wie Sie das Kind wahrnehmen? Es ist wie Tag und Nacht. Wie würden Sie denn den Charakter dieses Kindes schildern? Wach, schelmisch vielleicht, ja, aber ist es eher ein harter Charakter oder ist es ein weicher? Es ist ein weicher, lieber Kerl.

(MP.): Ja, er spürte sich nicht mehr. Er merkte nicht einmal richtig meine Reaktion. Er schrie und...
(A.): Was hat er sonst noch so gemacht in diesem Wutanfall?
(MP.): Ja, es kam auch manchmal vor, daß er ins Zimmer ging und die Türe zutat und mich nicht mehr sehen wollte oder daß er vielleicht auch manchmal dann seiner Schwester für nichts einen Klaps gab oder so. Er war schon nicht brutal gegen sie, das war er nicht, aber doch, daß er vielleicht sich so ein bißchen abreagieren wollte.
(A.): Er hat nicht richtig geschlagen oder gebissen?
(MP.): Nein, nein, das hat er nicht, nein, das nicht.
(A.): Hat er häufig geflucht oder auch das nicht?

(MP.): Nein, nicht eigentlich geflucht. Er schrie mehr einfach oder weinte vielleicht auch, aber nicht richtig, er schrie mehr.

Welche dieser zornigen, heftigen Mittel fluchen? HYOSCYAMUS, ANACARDIUM speziell, und noch eines? NUX VOMICA.

(A.): Hat er auch Dinge rumgeworfen?
(MP.): Ja, das gab es schon. Oder vielfach drohte er nur, wenn ich nicht sofort aufhöre oder ihm etwas nicht erlaube, dann werfe er das gegen das Fenster oder so, aber er machte es meistens nicht, er drohte nur.
(A.): Und dann hat er vor allem einfach rumgeschrien und gestampft, und Sie haben auch gesagt, daß er richtig hochsprang.
(MP.): Ja, ja, er machte richtige Sprünge in die Luft [lacht], genau.

Er hat gedroht, ein Glas zum Fenster rauszuwerfen, aber er hat es dann nicht gemacht. Wo finden wir dieses Symptom im Repertorium? Auf Seite 88 im englischen Kent [»Threatening«]. Die Mittel dort sind HEPAR, STRAMONIUM und als Hauptmittel TARENTULA.

(A.): Was war sonst noch? Also mal außerhalb der Wutanfälle, wie war er da?
(MP.): Ja, einfach eifersüchtig auf alles, also auch z. B. auf andere Leute. Wenn ich z. B. auf Besuch ging zu jemandem und irgendein Geschenk mitbrachte, da wurde er wütend und sagte, warum bringst du immer diese Geschenke mit, du brauchst ja immer so viel Geld und so. Auch auf Geld war er irgendwie — da wurde er böse, wenn ich irgendetwas bezahlen mußte und er das Gefühl hatte, ja, das ist ja wahnsinnig, das kostet ja soviel, du mußt ja soviel Geld geben dafür, das machte ihn sehr böse.

Wie könnten wir das übersetzen? Diese ganze Geschichte mit dem Geld, das tönt sehr nach Geiz [K 9,»Avarice«]. Und wenn sich dies bestätigt, ist es ein wertvolles Symptom, da es ausgeprägt und für ein Kind unüblich ist. Was haben wir da für Mittel? ARSENICUM ist das einzige dreiwertige.

(A.): Bist Du böse, wenn die Mutter soviel Geld ausgibt?
(P.): Ja.
(A.): Warum denn?
(P.): Einfach so.

(A.): Ich habe das Gefühl, Du ärgerst Dich, weil sie nichts für Dich eingekauft hat. Hätte sie lieber was für Dich kaufen sollen?
(P.): Ja.

Man sieht überhaupt nichts von diesen Wutanfällen. Wenn er jetzt antwortet, ist er sehr scheu, verkriecht sich fast in sich selber.

(A.): Gab es noch andere Momente, wo er eifersüchtig war?
(MP.): Ja, besonders auf seine Schwester war er eifersüchtig. Er hatte immer das Gefühl, daß sie viel mehr durfte als er und daß wir sie mehr liebten als ihn. Es begann auch, als seine Schwester auf die Welt kam.
(A.): Da haben die Wutanfälle auch begonnen?
(MP.): Ja, vorher war er eigentlich recht lieb. Wir hatten eigentlich nicht groß Probleme mit ihm.
(A.): Und ist es vor allem dann, wenn er mit der Schwester zusammen ist, oder ist es auch sonst, wenn Sie alleine mit ihm waren?
(MP.): Nein, eigentlich, wenn ich alleine mit ihm war, da ging es recht gut. Er genoß das, hatte ich das Gefühl, wenn er mit mir alleine sein konnte, da war er viel angenehmer, als wenn jemand anderes noch dabei war.

Was machen wir mit der Eifersucht? Ich habe vorhin auf den Geiz hingewiesen, weil das eine sehr eigenartige Form des Ausdrucks ist. Wenn jemand zum Geld so ein Verhältnis hat, daß er sagt, man soll nicht soviel ausgeben — und der Junge hat ja gesagt, diese Ferienwohnung kostet soviel —, da kommt schon diese Idee des Geizes zustande, aber Geiz wäre es schon eher, wenn er sein Geld selber horten würde, um es nicht auszugeben. Die Mutter nannte es Eifersucht, und dies ist hier sicher eine treffende Interpretation. Wir haben in der ganzen Geschichte viele Elemente von Eifersucht und kaum weitere von Geiz.

Eifersucht spielt also eine wichtige Rolle. Es hat damals begonnen, als die Schwester geboren wurde, und wenn sie nicht da ist, ist es mit den Wutanfällen auch viel besser. Das ist also das eigentliche Problem. Also schauen wir die Rubrik an [»Jealousy«; K 60]. Und wie reagiert er in der Eifersucht? Mit Wut, mit heftiger Wut. Welche dieser Mittel, die wir in dieser Rubrik haben, würden darauf passen, welche reagieren so heftig? HYOSCYAMUS, STRAMONIUM, NUX VOMICA — ich glaube, das sind die drei wichtigsten Mittel.

Wir haben schon bei den vorigen Fällen in diese Rubriken der Wut hineingeschaut. Wie ist die Wut bei HYOSCYAMUS? Ist das so, wie sie es geschildert hat? Bei HYOSCYAMUS ist es die versteckte Wut. Die Schwester schnell hintenrum zu hauen oder ihr etwas kaputtzumachen, ihr etwas zuleide zu tun, wenn es niemand sieht, das wäre die Art, wie HYOSCYAMUS in der Eifersucht reagieren würde.

Wie wäre ANACARDIUM? Das ist noch gezielter. ANACARDIUM-Patienten können quälen, ohne irgendwelche Gefühle dabei zu haben; sie können recht grausam sein.

Und wie ist es bei NUX VOMICA? Die kämpfen. Wenn sie irgendwie herausgefordert werden, dann kämpfen sie für ihre Rechte. Das ist auch gezielt, aber nicht hintenrum, das ist klarer und offener.

Und bei STRAMONIUM? Die haben die Wut anfallsweise, und dazwischen sind sie ganz normale, sogar sehr liebe Leute. Andererseits hatten wir vorhin festgestellt, daß die Wut sich bei STRAMONIUM auch gegen Menschen richtet — das hat die Mutter jetzt hier nicht gesagt.

Also, STRAMONIUM würde auf diesen Fall passen. Dieses Anfallsmäßige ist da, die Wut ist weniger gegen Leute gerichtet, aber das muß nicht unbedingt sein. Es ist eine Frage der Intensität.

Welche Mittel haben denn die extremsten Formen von Wut und Gewalt, welche können effektiv auch töten? ANACARDIUM, STRAMONIUM — MERCURIUS hat mehr den Impuls — CAUSTICUM kann auch töten. Wenn man die extremen Fälle nimmt: Welches Mittel ist der Amokläufer, der in den Discountladen geht und mit dem Gewehr um sich schießt? STRAMONIUM — das ist der Anfall, das Sinnlose, das Ungerichtete. Gut, es gibt sicher andere Erscheinungsformen und Ursachen, aber wenn man es mal nur als extreme Ausprägung dieser Art von Wut ansieht: Der dreht durch und schießt um sich, oder er dreht durch und schlägt um sich. Das ist dieses Hervorbrechen des ganzen Unbewußten, und dann explodiert es nur noch, und was dann da ist, ob es ein Gewehr ist oder ob es Fäuste sind oder irgendein Gegenstand, das nimmt er. Dagegen die IRA-Leute in Irland, die ganz gezielt Bomben legen, das wäre eher der Typ von CAUSTICUM, Fanatismus und Kampf für Freiheit und Gerechtigkeit, oder irgendeine Idee, ein Ideal. Denen sollte man CAUSTICUM ins Wasser geben. Und wenn einer als Rambo durch die Straßen geht und links und rechts die Leute über den Haufen knallt, was könnte das sein? ANACARDIUM. Denn ANACARDIUM hat dieses tiefe Minderwertigkeitsgefühl und von daher die fixe Idee: ›So, denen will ich es zeigen‹. Die können total ohne Emotionen grausam sein und töten. Häufig bleibt diese Gewaltbereitschaft versteckt, außer, wenn sie irgendwo sozial oder in einer Gruppe akzeptiert ist. Da gibt man z. B. als Polizist mal ein paar Extraschläge auf einen Verhafteten. Bei STAPHISAGRIA kann ein derartig unkontrollierter Ausbruch nach einer längeren Phase der Unterdrückung auftreten. Da steht dann in der Zeitung: »... und niemand hätte das von diesem lieben Nachbarn erwartet.« Natürlich kann man allein auf so etwas hin nichts verschreiben; diese Beispiele dienen nur dazu, die unterschiedlichen Typen der Wut in ihren Extremen bei den verschiedenen Mitteln zu illustrieren.

Zurück zu unserem Fall:

(MP.): Alleine mit mir war er viel angenehmer, als wenn noch jemand anders dabei war. Auch hatte er mit anderen Kameraden oftmals Mühe, er wollte immer im Mittelpunkt sein und befehlen, und alles sollte nach ihm gehen, er konnte sich nicht gut einordnen.

Also Wut, auch Widerspruch, er will immer im Mittelpunkt sein, er will befehlen. Welches Mittel hat das auch noch? LYCOPODIUM. Aber LYCOPODIUM hat nicht diese mehr oder weniger ungezielten Wutanfälle. LYCOPODIUM ist vor allem den Schwächeren gegenüber eklig und aggressiv, oder auch zu Hause. Sie sind sehr brav in der Schule, und wenn sie nach Hause kommen, machen sie einen großen Aufstand.

(MP.): Er spielte nicht gern alleine, er brauchte immer jemanden.
(A.): War er sonst eher ein aktives oder sogar hyperaktives Kind oder war er sonst ruhig, außerhalb der Wutanfälle?
(MP.): Nein, er war eigentlich nie ruhig, er war immer sehr zappelig und nervös, er konnte kaum stillsitzen. Das bereitete ihm sehr große Mühe.
(A.): Immer, den ganzen Tag, also auch beim Essen oder beim Lesen oder so?
(MP.): Ja, größtenteils schon, es gab schon manchmal Momente, wo er ruhig sein konnte, erstaunlich ruhig. Wenn ich vielleicht bei jemandem war, den er nicht kannte z. B., da konnte er zuerst sehr ruhig sein, scheu und ruhig. Und dann plötzlich ›erwachte‹ er, und dann begann es. Wenn er jemanden besser kannte oder so, dann wurde er ganz anders.
(A.): Also bei neuen Leuten ist er eher scheu?
(MP.): Ja.
(A.): Hatte er noch andere Beschwerden außer diesen?

(MP.): Ja, er war auch ziemlich häufig erkältet. Er hatte oftmals Husten und so. Und er war immer sehr bleich, immer sehr weiß im Gesicht. Auch im Essen war er sehr schwierig. Viele Sachen schmeckten ihm gar nicht, besonders Gemüse und Früchte und so, alles, was gesund ist, mochte er nicht essen.
(A.): Hatte er auch Beschwerden, sagen wir, vom Bauch oder...?
(MP.): Ja, oftmals nach dem Essen sagte er, daß er Bauchweh hat. Oder sogar manchmal, wenn er aufstand am Morgen, sogar schon vor dem Morgenessen, klagte er über Bauchweh.
(A.): Hatte er auch Blähungen?
(MP.): Das wäre mir nicht aufgefallen, nein. Und Durst hatte er sehr oft.
(A.): Sehr viel Durst. Trank er mehr Kaltes oder eher Warmes?
(MP.): Kalte Sachen.
(A.): Aus dem Kühlschrank?
(MP.): Ja, das hatte er schon sehr gerne.

Was trinkt LYCOPODIUM? Warmes. Wenn wir einen Patienten haben, der Eiskaltes sehr gerne hat, müssen wir LYCOPODIUM sehr gut überprüfen. Die Scheu neuen Leuten gegenüber könnte wiederum auf LYCOPODIUM hinweisen.

(A.): Ist er ein Kind, das immer warm hat, oder friert er leicht?
(MP.): Nein, er war ein sehr hitziges Kind, er hatte eigentlich immer warm, er schwitzte auch oftmals, weil er ja auch immer so wild tat, das ist ja klar, da hatte er immer heiß, also er war oftmals richtig naß. Auch im Gesicht, und die Haare vor allem waren wirklich naß.
(A.): Die ganzen Haare?
(MP.): Ja, schon im Nacken vor allem, und vielleicht an der Stirne.
(A.): Und das war mehr, wenn er seine Anfälle hatte oder rumrannte? Gab es noch andere Zeiten, wo er schwitzte?
(MP.): Ja, ich hatte eigentlich den Eindruck, daß er allgemein ein hitziges Kind war, daß er eigentlich immer eher heiß hatte als kalt. Und auch in der Nacht deckte er sich oftmals sehr stark zu, irgendwie hatte er vielleicht ein besseres Gefühl, wenn er das Kissen richtig über sich nahm. Und so schwitzte er natürlich. Er war oftmals wirklich naß, daß ich ihm den Pyjama... alles abziehen mußte.
(A.): Also er deckte sich zu, aber wurde dann zu warm?
(MP.): Ja, genau.
(A.): Hat er mal etwas erwähnt, warum er sich zudeckte?

(MP.): Ja, ich habe ihm oftmals gesagt, daß er sich nicht so stark zudecken soll, aber ich glaube, er fühlte sich so geborgen.

Was wissen wir von STRAMONIUM in der Nacht? Die haben viel Angst. Es ist dann eine verständliche Reaktion, daß sie sich unter der Bettdecke verkriechen. Das machen auch oft Erwachsene, speziell PHOSPHOR, bei einem Gewitter — das ist dieses Gefühl, dort ein bißchen geborgener zu sein.

(A.): Hat er mal erwähnt, daß er Angst hat in der Nacht?
(MP.): Ja, er ist schon eher ein Ängstlicher allgemein, also ich habe ihm ja immer ein Nachtlicht eingesteckt, obschon — ich habe es manchmal getestet, ob er das wirklich braucht oder nicht. Und meistens hat er nicht gemerkt, wenn ich es ausgezogen habe, aber ich habe doch manchmal das Gefühl gehabt, daß er das gleichwohl irgendwie braucht. Er hat schon Angst in der Nacht.
(A.): Also zum Einschlafen braucht er es in der Regel?
(MP.): Ja, daß es nicht ganz finster ist.

Wie ist das Verhalten bei STRAMONIUM in bezug auf Licht und Dunkelheit, also beim Schlafen? Sie brauchen Licht, und in der Regel ein starkes Licht. Und es kann sein, daß sie aufwachen, wenn man es ausmacht.

(A.): Hatte er noch andere Ängste?
(MP.): Ja, er hatte sehr Angst... Vor Hunden vor allem hatte er wirklich eine panische Angst.

Angst vor Hunden [K 44] — welche Mittel haben wir da? Das Hauptmittel ist TUBERCULINUM, aber dreiwertig ist BELLADONNA. BELLADONNA finden wir auch unter diesen heftigen Wutanfällen, unter »Mind, Rage, violent« [K 71]. Dort stehen BELLADONNA, HYOSCYAMUS und STRAMONIUM dreiwertig. Was paßt nicht zu BELLADONNA? Das blasse Gesicht. Dann haben wir vorhin gesagt, daß BELLADONNA die Wutanfälle nicht so aus dem Blauen heraus hat, sondern meistens im Zusammenhang mit Delirium, mit Fieber. Und die BELLADONNA-Patienten — ich habe zwar keine BELLADONNA-Kinder, aber Erwachsene —, sind starke Persönlichkeiten. Sie haben ein sehr starkes Selbstbewußtsein, meistens eine laute Stimme, plethorisch: »Hier bin ich, mir fehlt nichts, und wenn irgendwas...«

Ich habe einen Bekannten, der konstitutionell BELLADONNA ist. Mit ihm habe ich mal über einen Volksentscheid über eine Straße diskutiert. Mit diesem Projekt war ich nicht einverstanden, weil es die Natur kaputtmacht — und er hat gesagt: »Das Volk hat das Projekt damals angenommen.« Darauf habe ich geantwortet: »Ja, aber heute würde es das nicht mehr tun«, und er sagte: »Ja, und überhaupt, was geht das das Volk an!« Solche Leute treten oft mit dem sicheren Anspruch auf, daß sie einfach recht haben. Sie sind meist emotionell wenig gestört. Leute, die emotionell krank sind, sind oft übersensibel, während Leute mit gutem Selbstvertrauen und starkem Gefühl für sich selber und ihre Bedürfnisse oft emotionell weniger leiden. Dafür leidet oft die Umgebung. Und der Patient in diesem Fall, den wir gerade besprechen, ist eher scheu, blaß, verkriecht sich fast, wenn er antworten muß.

(A.): Hat das was damit zu tun, daß er mal gebissen wurde?
(MP.): Nein, es war nie etwas. Auch allgemein ist er nicht einer, der sofort auf ein Tier zugeht — aber vor allem die Hunde, das ist mir aufgefallen.
(A.): Der Schlaf ist sonst gut?
(MP.): Ja, er schläft sonst sehr gut.
(A.): Und in welcher Position?
(MP.): Immer auf dem Bauch, und die Hände hat er immer so oben beim Kopf. Er will auch kein Kissen, er hat so — wie ein Tuch oben, wo er seine Hände drunter hat.
(A.): Was hat er vor allem gerne gegessen?
(MP.): Ja, vor allem Teigwaren und Reis und Brot und so Sachen. Einfach alles, was Gemüse war und Früchte, liegt ihm nicht. Eier hatte er auch gerne, Fleisch je nachdem auch, aber nicht extrem.
(A.): Süßes?
(MP.): Süßes auch, aber eigentlich nicht im Übermaß, so normal.
(A.): Scharfe Sachen?
(MP.): Nein, nicht speziell.
(A.): Und Gemüse und Früchte, haben Sie gesagt, hat er gar nicht gerne. Gab es noch andere Dinge, die er gar nicht gern hat?
(MP.): Sonst, glaube ich, weiß ich nichts, was er wirklich nicht mochte.
(A.): Fettige Sachen?
(MP.): Ja, das hat er auch nicht speziell gerne. Gut, wir haben das nicht so zu Hause, aber ich glaube, das mag er nicht so.
(A.): Wenn Sie irgendein Stück Fleisch haben, schneidet er das Fett weg?

(MP.): Ja, das hat er nicht gerne, nein. Gut, das sieht er vielleicht auch bei uns — ich kann nicht genau sagen, ob er es wirklich nicht gerne hat oder ob er es auch sonst wegschneidet.
(A.): Saures?
(MP.): Ja, Saures hat er nicht ungerne. Also manchmal, wenn ich z. B. einen Zitronenschnitz habe oder so, da mag er manchmal ein wenig dran saugen, das hat er noch gerne.
(A.): Ist das neu oder war das immer schon?
(MP.): Nein, das war eigentlich immer schon so, obschon sonst speziell saure Sachen nicht, aber gerade Zitrone — obschon er sonst keine Früchte ißt, aber das hat er irgendwie gerne.

Ich frage diese Dinge immer auch aktiv ab, wenn nichts mehr spontan kommt. Wir können an der Intensität der Antwort den Wert bemessen. Hier können wir außer der Angst vor Hunden nichts als Symptom verwerten.

(A.): Wenn Sie mit ihm schimpften — also nicht, wenn Sie ihm etwas verboten haben, dann hat er ja normalerweise seine Wutanfälle —, wenn Sie sonst mit ihm schimpften, wie hat er da reagiert?
(MP.): Eigentlich überhaupt nicht. Er realisierte es gar nicht, wenn ich mit ihm schimpfte.
(A.): Also da hat er weiter gemacht, was er gerade machte.
(MP.): Ja, er hat mich richtig ignoriert, ja.
(A.): War er eher ehrgeizig?
(MP.): Nein, überhaupt nicht, das fehlt ihm total. Er hatte überhaupt keinen Ehrgeiz.
(A.): Haben Sie bemerkt, daß er z. B. in der Nacht oft mit den Zähnen knirscht?
(MP.): Nein, das ist mir nicht aufgefallen.
(A.): Oder die Nägel kaut?
(MP.): Ja, er hatte schon eine Phase, wo er ein wenig Nägel kaute, aber nicht extrem eigentlich, nein.
(A.): Hatte er manchmal Träume oder Angstträume in der Nacht?
(MP.): Ja, hie und da kam es vor, daß er ganz laut nach mir schrie, und wenn ich dann ins Zimmer kam, dann stand er mitten im Zimmer und wußte nicht mehr recht, wo er war, ich glaube, er war gar nicht recht wach.
(A.): Er hatte die Augen offen?

Ich suche jetzt in Frage kommende Mittel zu verwerfen bzw. zu bestätigen. Wonach frage ich? Nach den Leitsymptomen für NUX

VOMICA, TUBERCULINUM und STRAMONIUM. Seine Angstträume, für welches Mittel sind die typisch? Wiederum für STRAMONIUM. Die haben ihre Schreckensträume, wachen auf, stehen oft auf oder sitzen auf dem Bett, und wenn man hingeht, dann starren sie einen an — aber sie starren nicht eigentlich die Person an, die da ist, sondern es ist, wie wenn die Augen durch einen hindurchgehen würden. Sie schauen auf diese schlimmen Dinge, die sie träumen; sie sehen nicht die Umgebung, sondern das, was sie innerlich sehen. Dann kommt noch die Angst dazu, jemand sei im Zimmer, der sie umbringen will.

(MP.): Ja, er hatte sie offen.
(A.): Sie hatten trotzdem das Gefühl, er war nicht wach.
(MP.): Ja, er war nicht recht wach. Weil, am nächsten Morgen, wenn ich ihn dann fragte: Warum bist Du mitten im Zimmer gestanden?, da wußte er nichts mehr.
(A.): Sahen die Augen eher angstvoll aus?
(MP.): Ja, er hatte schon Angst, man sah es. Und manchmal wollte er mich gar nicht recht — wenn ich dann da war, schickte er mich wieder weg, er wollte wieder ins Bett, er wollte wieder schlafen. Nachher war er wieder beruhigt, wenn er mich wieder sah, aber ich glaube, er erlebte wirklich nicht viel, er war halt im Schlaf.

Ich habe ihm STRAMONIUM M gegeben.

(A.): Wie ging es ihm nach dem Mittel?
(MP.): Ja, es war nachher wirklich viel besser. Die Wutanfälle waren viel weniger häufig, auch weniger stark, wenn sie da waren, und er war auch viel anhänglicher mir gegenüber. Ich hatte oftmals das Gefühl, daß es ihm wirklich leidtat, wenn er dann böse gegen mich war. Er zeigte viel mehr Reaktionen; wenn ich ihm dann vielleicht sagte: »Sei doch nicht so böse«, dann tat es ihm wirklich leid.
(A.): Das war neu?
(MP.): Das war neu, vorher reagierte er gar nicht.
(A.): Hat sich sonst noch etwas verändert?
(MP.): Ja, man konnte viel vernünftiger mit ihm reden, wenn er dann böse war, und man konnte dann wieder richtig ein Gespräch mit ihm führen, was vorher nicht mehr möglich war.
(A.): Wie war das Zappelige?
(MP.): Ja, das war auch besser. Er war viel ruhiger, nachher.
(A.): Er konnte auch mit sich selber spielen?
(MP.): Ja, das war auch besser, genau.

(A.): Wie war es mit dem Bauchweh?
(MP.): Ja, er klagte nicht mehr häufig über Bauchweh.
(A.): Und wie ist es jetzt in dem folgenden Jahr bis heute gegangen?
(MP.): Ja, eigentlich gut. Es gab schon hie und da vielleicht einen Wutanfall, aber das ist ja normal, das ist eine Frage des Temperaments bei ihm, aber es war wirklich viel besser, also so, daß man es sehr gut aushielt.
(A.): Und die Wutanfälle — wenn sie kamen, war das in der gleichen Art oder war es anders als zu Beginn?
(MP.): Ja, es war schon weniger stark, es war eher ein normaler Anfall, wie man es auch bei anderen Kindern sieht, ja.
(A.): Und auch das Spielen für sich und die Konzentration?
(MP.): Ja, das war besser.
(A.): Und das Essen?
(MP.): Nein, das Essen war nicht viel besser. Also da hab ich immer noch Probleme mit ihm.
(A.): Daß er viele Dinge einfach nicht essen will.
(MP.): Ja, was er nicht kennt, das will er schon nicht versuchen.

Da haben wir der Mutter auch sehr geholfen; sie ist PHOSPHOR und hat natürlich unter diesen Anfällen sehr stark gelitten.

Bei Erwachsenen ist es manchmal gar nicht so leicht, STRAMONIUM zu finden. Eine Patientin kam einmal mit verschiedenen Leiden zu mir, die alle homöopathisch gesehen nicht viel Sinn machten, und das Mittel habe ich dann nur gefunden, weil ich von ihrem Freund wußte, daß sie, wenn sie wütend wurde, wirklich auf ihn losging, ihm alles nachschmiß, was sie in die Hände kriegte, fluchte und schrie und versuchte, ihn zu beißen, und nach einem Anfall dann total erschöpft war und eigentlich auch nicht verstanden hat, wieso sie in diesen Zustand hineinkommt. Man sollte sich hier vor allem dieses Anfallsmäßige merken — nicht immer ist die ganze Gewalt gegen jemanden gerichtet, aber das Anfallsmäßige ist da. Und bei Erwachsenen ist so etwas halt schwierig — sie hat das nicht von sich aus erzählt, genausowenig, wie wir das wahrscheinlich tun würden. Und was habe ich ihr gegeben? STRAMONIUM.

FALL 12

Jetzt ein kurzer Ausschnitt aus einem anderen Fall, einem 5jährigen Mädchen mit Ekzem.

(A.): Juckt es Dich?
(P.): Ja.
(A.): Neu ist, daß das Mädchen Licht braucht zum Schlafen?
(MP.): Ja, ohne Licht kann sie nicht schlafen. *Also wenn ich bei ihr im Bett liege, dann schon, aber wenn ich weg bin, dann liegt sie in meinem Bett, und wenn ich nach Hause komme, ist Licht im Zimmer, taghelles Licht, und sie schläft. Letzthin hatte sie eine Halogenlampe auf das Gesicht gerichtet.*

Sie braucht also ganz extrem Licht. So extrem habe ich es noch nie erlebt: Sie hatte tatsächlich eine Halogenlampe direkt über dem Gesicht und schlief bestens.

(A.): *Hast Du Angst, wenn es dunkel ist?*
(P.): Ja.
(A.): *Wie ist es, wenn alle Lichter ausgelöscht sind?*
(MP.): *Warum hast Du Angst, vor was hast Du Angst?*
(P.): *Vor der Nacht, und ich würde gerne schlafen.*
(MP.): *Und Du erzählst von den bösen Hexen und Löwen. Kürzlich habe ich einmal das Licht ausgemacht, und dann hat sie geschrien.*

Das ist wieder STRAMONIUM, dieses Hervorbrechen des Unbewußten. Sie möchte gerne schlafen, aber diese Bilder kommen, die Schreckensgestalten kommen, und dann kann sie nicht schlafen, sie hat Angst.

(MP.): *Und als sie erwachte, hat sie geschrien.*
(P.): *Dann habe ich gebrüllt?*
(MP.): *Ich weiß nicht, Du hast halt Angst gehabt. In jedem Zimmer hat es eine Nachtlampe, und sie findet immer den Weg, die anzuzünden.*
(A.): *War sie wach, als Du nach Hause kamst?*
(MP.): *Sie ist nicht immer wach, aber sie macht die Augen auf, und ich lege sie wieder zurück ins Bett, und dann schläft sie wieder ein.*
(A.): *Wie sind die Augen, wenn Du sie anschaust? Sieht sie Dich?*
(MP.): *Sie schaut eher weg.*
(A.): *Und was willst Du jetzt machen, wenn Du nach Hause gehst?*
(P.): *Spielen.*
(A.): *Hat sie auch Wutanfälle?*
(MP.): Ja.
(A.): *Ist das mehr geworden?*

(MP.): Oh ja. Auch wieder stärker, ganz stark.
(P.): Oft bin ich hässig.
(A.): Richtig hässig? Was machst Du dann, wenn Du hässig bist?
(P.): Wegen dem Jungen.
(MP.): Ich bin nicht ganz sicher. Der Knabe, der bei uns ist, der hat richtige Tobsuchtsanfälle, richtig cholerische. Der zerschlägt Scheiben.
(P.): Ich bin wegen dem Jungen sauer, weil er dreinschlägt.

Ist Ihnen jetzt beim Reden etwas aufgefallen? Sie stottert. Es ist nicht sehr ausgeprägt — vorher hat sie viel stärker gestottert, aber als ich das Aufnahmegerät eingeschaltet habe, hat sie mir den Gefallen nicht mehr getan. Man sieht es noch, aber nur ansatzweise. Wo finden wir das im Repertorium? Unter »Mund, sprechen, stottern« [»Mouth, Speech, stammering«; K 419]. Es ist, wie wenn sie mehr erzählen will, als sie aussprechen kann.

Wie ist das Stottern von MERCUR? Es ist ein sehr feines Stottern — man hört es fast nicht, ein sehr feines, sympathisches Stottern. Sympathisch im Gegensatz zu welchem Stottern? Zu dem von STRAMONIUM. Bei STRAMONIUM hört es sich eher so an: »ä-ä-t-t t«; die haben Mühe, das herauszubringen, was sie sagen wollen. Es tönt fast aggressiv, und man fühlt sich leicht unwohl dabei, wenn es ausgeprägt ist.

Hier ist das Stottern nicht so stark ausgeprägt, aber wir können hier die spezifische Art von STRAMONIUM erkennen. Wann hat sie gestottert, nicht in inhaltlicher, sondern in rein zeitlicher Hinsicht? Am Anfang. Sie stottert nicht erst, als sie sieht, daß sie um die Aufmerksamkeit der Mutter ringen muß, sondern sobald sie beginnt zu sprechen. Erst: »ä-t-t-t«, und dann geht es. Da gibt es diese Unterrubrik: »Exerts himself a long time before he can utter a word«, und darin haben wir nur STRAMONIUM. Also: Am Anfang Stottern, bis die Worte herauskommen, und dann geht es. Wenn ein Erwachsener so stottert, dann ist das Gewaltige von STRAMONIUM dahinter spürbar, dieses Explosive. Bei MERCUR dagegen kann man das Stottern fast überhören.

(A.): Kommt sie auch auf Sie los?
(MP.): Sie probiert mich zu schlagen.
(A.): Also seit zwei Wochen ist es wieder schlimmer geworden mit der Angst, vor allem im Schlaf?
(MP.): Ja, nur im Schlaf.

STRAMONIUM-Kinder sind oft auch unruhig — auch das vorige Kind war unruhig; aber wenn man eine Gewichtung vornimmt, dann steht die Wut im Vordergrund, nicht die Unruhe. Sie ist auch nervös und rennt immer herum, sie bewegt sich auch dauernd, aber von der Gewichtung her ist die Wut stärker als die Ruhelosigkeit.
(MP.): Was mich freut: Wenn sie mit jemand anders alleine ist, dann sind die des Lobes voll. Und ich bin erstaunt, denn bei uns zu Hause finden immer Kämpfe statt. Sie will sich nicht anziehen, sie will nicht das, was ich will, sie will nicht essen. Dann freut es mich, daß sie woanders ein Musterkind ist.
(A.): Ist die Ruhelosigkeit anders gegenüber früher? Jetzt sitzt sie recht still, vorher war sie recht unruhig.
(MP.): Mir fällt auf, daß sie keine Geduld hat beim Essen. Sie will nicht an den Tisch kommen, sondern sie will weiterspielen und kommt dann gnädigst mal an den Tisch, wenn man sie nicht zwingt. Dann stochert sie im Teller und sagt, ich habe nichts gerne, ich möchte gerne wieder spielen gehen.
(P.): Und dann gehe ich in den Kindergarten!

Plötzlich bricht wieder etwas hervor, irgendeine Idee, und dann sagt sie es:»Und dann gehe ich in den Kindergarten!« Es bricht hervor, und sie kann es zuerst nicht richtig ausdrücken und herausbringen.

(A.): Und gefällt es Dir dort im Kindergarten?
(MP.): Ich muß sagen, ich finde, daß sie auch ruhiger geworden ist. Wenn ich zurückdenke: Die letzten zwei, drei Male im Zug ging es wunderbar, da kann sie in meinem Schoß sitzen oder ruhig herumspazieren. Ich finde, daß es viel besser geht als vorher.
(A.): Wie war es vorher?
(P.): Ich bin müde! [gähnt]
(MP.): Vorher konnte sie keine Minute still sein. Das kann sie nun. Es ist eigentlich vor allem beim Essen störend.
(A.): Ißt sie schnell?
(MP.): Nein, sie ißt nicht schnell. Zwischendurch ißt sie schön, da bleibt sie am Tisch und ißt, aber sobald sie satt ist, kann sie nicht mehr sitzenbleiben.
(A.): Bei den Wutanfällen, ist es da neu, daß sie auf Dich zukommt und dreinschlägt?
(MP.): Ja.

Welche Rubriken könnten wir für das nehmen, was wir jetzt sehen? Bohren in der Nase [K 324], Finger im Mund [K 405].

(A.): Haben sich die Eßlüste verändert?
(MP.): Sie hat starken Durst; vorher war der Durst eher schwach. Sie trinkt Wasser.
(A.): Gern kalt oder...?
(MP.): Gerne kalt.
(A.): Was magst Du gerne essen?
(P.): Rösti und Pommes frites und Nudeln.
(MP.): Gestern hatte sie Kartoffeln mit Lauch und Wurst. Sie hat sehr viel gegessen, allerdings keinen Lauch, aber Wurst und Kartoffeln. Du hast eine Wurst gegessen, ja? Sie ißt gerne Würste.
(A.): Und wie ist das mit Salzigem und Schokolade?
(P.): Ich möchte auch mal was sagen. Der Vater gibt mir keine Wurst, wenn ich es ihm sage.
(A.): Was gibt er dann?
(P.): Gemüse und Schokolade...
(MP.): ... und Datteln.
(P.): Nicht Datteln, Feigen.
(MP.): Das mag sie auch.
(P.): Ich habe alles gerne.
(MP.): Gestern hat sie Salat gegessen, aber ich muß dabei sein. Ein Bissen für Mama, ein Bissen für Papa.

Vielleicht wissen wir noch zuwenig, welche Dinge STRAMONIUM gerne ißt, aber jedenfalls ist es schwierig, bestätigende Symptome für STRAMONIUM beim Essen zu finden. Aber bei den Ängsten haben wir die bestätigenden Symptome für STRAMONIUM.

(A.): Salz mag sie nach wie vor?
(MP.): Ja. Jedesmal fragt sie nach Eis.
(A.): Hat sie Angst vor der Dunkelheit?
(MP.): Sie hatte nie Angst vor Dunkelheit, nein.
(A.): Oder Angst vor dem Alleinsein?
(MP.): Sie ist praktisch nie alleine, das kann ich nicht sagen.
(P.): Mir ist langweilig. Geht das noch lange?
(MP.): Ich finde, man kann sich gut mit ihr unterhalten.
(P.): Blöde Haare!
(MP.): Kopfwaschen mag sie gar nicht gerne.

Warum mag STRAMONIUM Haarewaschen nicht gern? Weil Wasser ins Gesicht kommt. Die machen einen richtigen Aufstand beim Haarewaschen. Die Mutter verneinte die Angst vor der Dunkelheit! Wir wissen aber, daß das Kind praktisch taghelle Beleuchtung braucht, um zu schlafen. Oft ist es wichtig, daß wir unsere eigenen Interpretationen machen und nicht blind die des Patienten übernehmen!

(P.): Jetzt will ich auch mal was sagen!
(MP.): Dann muß sie den Kopf nach hinten halten.
(P.): Ich mache immer so mit der Hand!
(A.): Du hast nicht gerne, wenn Wasser auf Dein Gesicht kommt?
(P.): In meinem Rock bin ich schön oder in Hosen.
(A.): Hast Du gemerkt, daß sie auf spiegelnde Flächen, z. B. Wasser, reagiert?
(MP.): Das könnte ich nicht behaupten.

Ich kann Ihnen jetzt kein Follow-up zeigen, aber das Kind hat sehr gut reagiert. Die Wutanfälle und auch die Ruhelosigkeit wurden besser.

Ich denke nicht, daß STRAMONIUM als tiefes Konstitutionsmittel sehr häufig ist. Es paßt meiner Ansicht nach auf Phasen im Leben, wo etwas im Unterbewußten passiert ist, also irgendein Trauma, das einen großen Schreck auslöste, oder auch ein Schädel-Hirn-Trauma. Und ich denke, daß man nach STRAMONIUM dann einmal zu einem der größeren Polychreste kommt. Ein Kind brauchte mal STRAMONIUM nach dem Schrecken des Chemieunfalls in Basel, nach all den nächtlichen Sirenen und der Aufregung. Hier müssen wir natürlich auch an ACONITUM denken.

(Zuhörer:) Ich kannte mal eine Frau, der es relativ gut ging, während sie im geschützten Zuhause war. Als sie dann älter wurde, ging sie zum Studium weg. Und wenn sie dann alleine in der Wohnung war, bekam sie nachts Panikanfälle, und zwar mit dieser Panik, daß jemand da ist und sie ermorden will. Und ganz typische Zeichen waren auch Ängste, z. B. die Angst vor Hunden — sie hat jedesmal, wenn ein Hund gebellt hat, weggezogen. Das war auch eine Angst vor vielem Unbewußten: Sie hat Angst gekriegt bei Wasserfällen, wenn also das Wasser so gedonnert hat, und vor allem Angst nachts beim Alleinsein, eine ganz starke Angst. Dann auch Angst, verletzt zu werden — im Sportunterricht war ihr das früher aufgefallen: Sie konnte nicht am Reck turnen, weil sie immer Angst

hatte, sie tut sich irgendetwas weh. Aber in anderen Situationen war sie ganz selbstbewußt, wie dieses kleine Kind. Nur in bestimmten Situationen klinkte das aus, und dann bekam sie furchtbare Panik. Ich glaube, Panik ist das passendste Wort dafür.

Ich denke, daß STRAMONIUM gerade bei Kindern ein recht häufiges Mittel ist. Ich habe in meiner Praxis etliche Kinder gehabt, die STRAMONIUM brauchten. STRAMONIUM ist sicher ein Mittel, das sehr häufig angezeigt ist, vielleicht auch gerade in unserer Zeit.

ANACARDIUM ist meiner Erfahrung nach seltener; in diesem Fall hätte man bei Kindern Symptome wie Tierquälerei und Prüfungsangst — es ist eines der wichtigen Mittel bei Prüfungsangst. Das kommt aus diesem Minderwertigkeitsgefühl, und die typische Reaktion darauf ist dann, daß sie sehr heftig arbeiten, weil sie ja beweisen wollen, daß sie es können.

THEMA V:
ZUSAMMENGESETZTE MITTEL

FALL 13

Betrachten wir auch hier zuerst die Patientin. Das Bild, das sich uns präsentiert, sieht ein bißchen anders aus als in den vorherigen Fällen. Wie könnte man diese Patientin beschreiben, den Ausdruck in ihrem Gesicht? ›Melancholie‹ reicht nicht aus, es ist noch etwas mehr. Sie wirkt abwesend, als ob sie gar nicht da wäre. Schaut sie nach innen? Nein, nach innen schaut sie nicht — das hat die SULFUR-Patientin am Schluß des Interviews getan, bei dieser Frau ist es anders. Schaut sie überhaupt irgendwohin?

(A.): Sie sind 1986 zu mir gekommen. Können Sie uns sagen, weshalb Sie gekommen sind?
(P.): Ich bin gekommen, weil ich eine sehr starke Konzentrationsschwäche hatte. Ich habe sehr lange gebraucht, wenn mich jemand etwas gefragt hat, um überhaupt zu verstehen, was sie mich gefragt haben. So ungefähr, wie wenn irgendetwas fehlt im Denken — daß einfach etwas nicht mehr da ist, was mir gehört.
(A.): Wie war Ihr Gedächtnis?
(P.): Ja, also mein Gedächtnis war auch zeitweise fast ausgeschaltet. Ich habe vieles, was ich früher automatisch gemacht habe... Es war so, wie wenn ich benebelt bin, und ich habe auch Sachen vergessen, Briefe mit mir getragen, die ich auf die Post bringen sollte, und dann habe ich einfach vergessen, sie einzuwerfen. Oder auch beim Kochen habe ich vergessen, die Herdplatte abzuschalten, einfach so Verschiedenes.

Jetzt hat sie uns schon sehr viel gesagt. Wo finden wir diese Symptome im Repertorium? Zunächst mal »schwierige Konzentration« [»Concentration difficult«, K 13], dies ist aber ein zu allgemeines Symptom. Und was noch? »Answers, reflects long« [K 3] wird hier vorgeschlagen. Das ist eine interessante Frage: Trifft das auf ihren Zustand zu, wie sie ihn schildert? Sie hat gesagt, daß die Gedanken fehlen. Wenn sie eine Frage hört, dann überlegt sie eben nicht, weil ihr ja die Gedanken fehlen, sondern sie braucht alle Kraft und große Mühe, um überhaupt zu verstehen, was gefragt wurde. Kann man genau dieses Symptom im Repertorium finden? Es gibt die Rubrik »Schwäche des Gedächtnisses für das, was sie eben gehört hat« [»Memory, weakness of, heard, for what has«, K 64]. Sie kommt dem Symptom schon nahe, aber es gibt andere Rubriken, die ihm noch näher sind. »Antwortet, versteht die Frage erst nach Wiederholung«. Dann: »Schwinden der Gedanken, wenn angesprochen« [»Thoughts, vanishing of, when spoken to«, K 88]. Es kommen also ganz verschiedene Rubriken zusammen. Ich würde gern noch eine bestimmte Rubrik hören. Wie könnte man ihren Zustand nennen? Das sind nicht nur Konzentrationsschwierigkeiten. Sie hat selbst gesagt, ihr Geist sei wie benebelt. Unter welchem Begriff müssen wir diesen Geistesnebel im Kent suchen? Nicht unter »Confusion«, sondern unter »Dullness«. Und unter »Dullness« gibt es wiederum eine kleinere Rubrik, nämlich: »versteht die Fragen erst nach Wiederholung« [»understands questions only after repetition«, K 38]. Ich glaube, diese Rubrik kommt ihrem Zustand am nächsten. Entweder muß der Fragesteller die Frage wiederholen, oder sie muß die Frage für sich wiederholen, bis sie in den Geist eindringt — das ist die Idee.

Dann hat sie auch etwas zu ihrem Gedächtnis gesagt: Sie vergißt dauernd etwas. »Forgetful« [K 48] — und was vergißt sie? Was sie eben gerade machen wollte, also: »Memory, weakness of, do, for what was about to« [K 64].

Schließlich haben wir uns vorher ihren Gesichtsausdruck angesehen. Rubriken zur Erscheinung finden wir unter »Face, expression« [K 374f] — welche Rubriken können wir da nehmen? Wo finden wir diesen Blick, das Nicht-da-Sein, diese Geistesabwesenheit? Es ist nicht »staring«; »absent-minded« lassen wir erstmal auch noch raus — nehmen wir einmal an, wir wüßten noch nicht, was dahintersteckt, und orientieren uns nur am Gesichtausdruck: Wo finden wir diesen abwesenden Blick? Nicht »anxious«, nein. »Besotted« wäre eher wie betrunken, wie intoxiert. Am besten paßt »Face, expression, vacant« [K 375].

(A.): Hat dieser Zustand lange gedauert, oder hat er zu einem bestimmten Zeitpunkt begonnen?
(P.): Ja, das hat zu einem bestimmten Zeitpunkt begonnen. Ich war damals im Spital wegen Rückenschmerzen, und ich hatte eine Beziehung zu einem Mann, und dann hat sich herausgestellt, daß dieser Mann zu der gleichen Zeit eine Beziehung zu drei anderen Frauen hatte. Und da hatte ich Mühe mit diesem Zustand.

(A.): *Wie hatten Sie Mühe — war es mehr ein Kummer, oder war es mehr Wut, oder wie haben Sie auf diese schwierige Situation reagiert?*
(P.): *Ja, für mich war das fast wie ein Schock, muß ich sagen, zuerst. Die Gefühle waren eigentlich so ausgeschaltet, das war für mich so ungeheuerlich, also... Und dann kam auch Haß, dann kamen die Gefühle zuerst, und die Angst kam auch noch, daß es möglich ist, daß jemand so lügen kann, denn er hat das ja nicht einfach nur so nebenbei gehabt, er hat mich auch ständig angelogen.*

Hier sehen wir wieder ein gutes Beispiel für eine Reaktion auf einen äußeren Anlaß. Diese Frau hatte sich in einen Mann verliebt und findet nun heraus, daß er drei andere Frauen hat. Je nachdem, was unser eigener Hintergrund ist, denken wir nun: Oh, die ist eifersüchtig, oder: Oh, das tut so weh, oder: Was für eine Demütigung! — das ist eben ein äußerer Anlaß, und es gibt verschiedene Formen der Reaktion. Ich habe gefragt: Wie haben Sie reagiert, sind Sie eifersüchtig geworden? Nein. Macht sie den Eindruck, als hätte sie großen Kummer darüber empfunden? Auch nicht. Sie sagt: Das war ein Schock, und die Gefühle waren eigentlich gar nicht beteiligt. Empörung wäre auch eine Reaktion auf der Gefühlsebene. Wir werden sehen, was sie aus diesem Schock heraus machte, auf welcher Ebene sie reagiert hat.

Auf eine Verletzung von außen können wir auf allen Ebenen reagieren. Wir können auf der physischen Ebene auf ein solches Ereignis reagieren, indem wir zum Beispiel plötzlich rumrennen wie wild, also es körperlich abreagieren, oder körperlich erkranken; wir können emotional reagieren: eifersüchtig werden, empört sein, Kummer empfinden; oder wir können auch auf der geistigen Ebene reagieren. Es hängt von der Stärke unseres Organismus ab, wie weit draußen wir in einer solchen Schrecksituation Symptome produzieren und das Gleichgewicht wiederfinden können.

(P.): *Und er hat versucht, mich als unzuverlässig hinzustellen und die Situation auszunützen, als ich im Spital war, daß ich ja einfach nicht fähig bin, selber die Sachen so zu sehen.*
(A.): *Und was haben Sie dann gemacht in dieser Situation? Was haben Sie gewollt?*
(P.): *Ja, also, ich hatte natürlich dann die großen Haßgefühle auf diesen Mann und habe dann auch erfahren, daß seine Frau, die gestorben ist, Selbstmord gemacht hat, habe dann die ganzen Zusam-*

menhänge gesehen, und also... Für mich war dann dieser Mann so eine Art Monster...

Sie sagt: »Ich habe Haßgefühle entwickelt«, und beginnt dann zu beschreiben. Auf welcher Ebene? Auf der geistigen Ebene. Sie sagt zwar, das seien Haßgefühle, es sei Empörung, aber wenn man genauer hinsieht, stimmt es nicht. Denn sie beginnt die Beschreibung damit, daß sie herausfindet, daß seine Frau Selbstmord begangen hat, und sie findet es unglaublich, wie der Mann gelogen hat usw. Das ist ein rationales Sich-damit-Auseinandersetzen.

(P.): ... und ich fühlte mich dann verantwortlich, daß das nicht weiter den Frauen passiert, weil, für mich war das so schrecklich, und dann hatte ich auch dauernd diese Frau im Kopf, ich habe gesehen, was die vielleicht jahrelang gelitten hat.
(A.): Die Frau, die Selbstmord machte?
(P.): Die Frau, die Selbstmord machte. Ja, dann habe ich gedacht, ich will diesen Mann auf eine Art und Weise unschädlich machen können, und habe so Verschiedenes — fast so wie ein Detektiv [lacht] und so weiter schwirrte mir im Kopf herum.

Sie merken, die Reaktion ist nicht emotional. Sie zählt die Dinge zusammen, sie findet, das und das ist nicht richtig, und jetzt muß ich den unschädlich machen, damit das nicht noch weiteren Frauen passiert. Das ist keine emotionale Reaktion, wie zum Beispiel: ›Ich gehe hin und schlage dem etwas über die Rübe‹; das ist nicht dieser Typ von Reaktion.

(P.): Und dann... Ich war wirklich fest entschlossen, diesen Mann unschädlich zu machen, hatte auch Mordgedanken sogar, und dann habe ich... Ja... Ja, dann habe ich plötzlich auch vor ihm selber Angst bekommen. Wenn ich jetzt eben versuche, diesen Mann unschädlich zu machen, und er ja ein Monster ist, dann kann er ja noch... Für mich war er auch sozusagen ein Mörder, oder? Der Mörder seiner Frau.

Warum hat sie so lange gezögert? Sie wußte schon, was sie sagen wollte, aber sie schämt sich für das, was sie jetzt sagt. Aber sie hat sich gedacht: Ich sage es trotzdem. Und was sagt sie jetzt, oder was wird sie sagen? Sie hat sich vorgestellt, der hat diese Frau umgebracht, und jetzt muß ich schauen, daß das nicht so weitergeht. In welche Richtung geht es jetzt in ihrem Kopf weiter? Sie hat jetzt

Angst, daß sie umgebracht wird. Sie hat diesen Schreck erlebt, dann hat sie die Gedanken weitergesponnen und hat gesehen, seine Frau hat sich selber umgebracht, er hat so viele Frauen, er hat dauernd gelogen, jetzt muß ich den stoppen, ich will den umbringen, aber das ist ja ganz gefährlich, jetzt will der mich sicher auch umbringen, denn wenn ich ihn umbringen will, muß der sich ja schützen — es geht weiter, weiter, weiter in diese Richtung. Jetzt kommt sie in den Verfolgungswahn hinein.

(P.): Und das war für mich so weitläufiger, da hab ich natürlich auch Angst gehabt um mich selber, wenn er merkt, daß ich ihm etwas antun will, daß er mich dann auch erschießen will oder vergiften — ich habe auch nichts gegessen, was er mir geschenkt hat. Ich hatte Angst, es sei vergiftet.

Die Detektivstory machen wir dann am Nachmittag. Sie können jetzt in Ruhe Ihr Essen einnehmen, es ist nicht vergiftet.

◊

Zu dieser Patientin muß ich Ihnen noch eine interessante Vorgeschichte erzählen. Diese Vorgeschichte spielt ungefähr eineinhalb bis zwei Jahre früher. Damals kam sie wegen Kopfweh, dumpfem Kopfweh, das sie im Hinterkopf hatte; außerdem hatte sie Nausea beim Erwachen, gebessert durch Essen — welches Mittel ist das, Nausea, besser durch Essen? SEPIA ist das Hauptmittel [K 507]. Sie hatte das Gefühl, daß es ein Tumor sei. Und sie hatte ihren Mann ein knappes Jahr davor ganz plötzlich durch einen Unfall verloren.

Welches Mittel habe ich da gegeben? Schauen wir unter »Angst vor Krebs«, in dem Nachtrag von Vithoulkas. Dort steht dreiwertig: ARSENICUM, CALCIUM CARBONICUM, AGARICUS, KALIUM ARSENICOSUM, PSORINUM; zweiwertig: ACIDUM NITRICUM, einwertig: CALCIUM PHOSPHORICUM, CHINA ARSENICOSUM, IGNATIA. Welches dieser Mittel ist auch ein Kummermittel? Ich habe ihr IGNATIA gegeben, und sie zeigte eine sehr interessante Reaktion. Am nächsten oder übernächsten Tag hatte sie einen fürchterlichen Traum, wie sie sagte: Sie hat den Unfall ihres Mannes im Traum ganz bildlich wiedererlebt und hat dann gesehen, wie sie dem Mann an der Unfallstelle den Ehering vom Finger zog. Und das Kopfweh war dann auch weg, später. Danach habe ich sie lange nicht gesehen. Sie hatte zwischendurch noch Rückenschmerzen und kam dann eben nach eineinhalb oder zwei Jahren in diesem Zustand zu mir, den wir in dem Interview sehen, also nach dieser Liebesgeschichte.

Ich habe auch ihre Tochter behandelt, und zwar wegen Stottern. Sie war sehr, sehr aggressiv und ist auf die Mutter losgegangen, vor allem, wenn die ihr Befehle gab oder wenn sie sich in irgendeiner Form eingeengt fühlte. Sie beschimpfte die Mutter; sie hatte Verlangen nach Fleisch. Dieses Mädchen litt ja wahrscheinlich unter dem gleichen Kummer wie die Mutter; sie stotterte und war sehr aggressiv, besonders wenn man versuchte, sie einzuengen, oder wenn man ihr sagte: ›Du mußt das so oder so machen‹. Sie war ganz rebellisch.

Ich habe der Tochter CAUSTICUM gegeben. CAUSTICUM ist ein großes Kummermittel und ein großes Stottermittel, und es ist recht aggressiv, wenn man es einengt — die brauchen ihre Freiheit. Sie sind sehr rebellisch, nicht nur bei Ungerechtigkeit, sondern auch gegen Einengung, und ganz besonders gilt das für CAUSTICUM-Kinder. Gerade wenn Kinder in der Schule in einem großen Konflikt mit dem Lehrer stehen — LYCOPODIUM hat auch Konflikte, aber LYCOPODIUM kuscht, während CAUSTICUM den Mund aufmacht. CAUSTICUM-Kinder sind starke Leute. Ich kenne zwei oder drei Schüler, deren Lehrer fast Angst vor ihnen hatten, weil sie nichts durchgehen lassen, immer kritisieren und sich auch bei den kleinsten Dingen wehren.

Was könnte denn auf diese Frau passen, nach dem bisherigen Verlauf des Interviews und nach dieser Vorgeschichte? HYOSCYAMUS — warum? Sie hat die Angst, vergiftet zu werden, sie hat Eifersucht — wenn wir diesen Begriff so stehenlassen wollen —, sie hat Mordgedanken. Wenn wir das langsame Antworten nehmen und die Impulse zu töten, wenn wir dazu an ihr eher verschlossenes Wesen denken — was käme da noch in Frage? ALUMINA antwortet auch langsam, ja; aber vor allem MERCUR, das den Impuls zu töten hat und auch das langsame Antworten.

»... Ich habe auch nichts gegessen, was er mir geschenkt hat. Ich hatte Angst, es sei vergiftet...« Wo finden wir diese Aussagen, die die Patientin jetzt gemacht hat? »Angst, vergiftet zu werden« [»Fear, poisoned, of being«; K 46]. Was haben wir hier für Mittel? Zum Beispiel HYOSCYAMUS, BELLADONNA, KALIUM BROMATUM — einige von diesen Mitteln, die dort zu finden sind, haben wir schon erwähnt. Wir finden es auch unter »Wahnideen«; wie heißt dort die richtige Rubrik? »Wahnidee, daß er vergiftet würde« [»Delusions, poisoned, that he was about to be«; K 31]. Gibt es noch an-

dere Rubriken, die wir benutzen könnten?»Wahnvorstellung, er würde ermordet werden« [»Delusions, murdered, that he would be«; K 29]; dann:»Wahngefühl, Eindruck, sie schwebe in Gefahr« [»Delusions, danger, impression of«; K 23]; und auch die»Wahnidee, ihr Leben sei bedroht« [»Delusions, life, is threatened«; K 28].
Es gibt noch zwei weitere Rubriken, auf die ich hinweisen möchte. Wie kann man die Art und Weise beschreiben, in der sie sich rächen möchte?»Haß« trifft das nicht, was ich meine. Charakteristisch ist doch daran, daß sie eben nicht ein Messer nimmt und loszieht oder einfach auf ihn losgeht, sondern... Vorhin hat sie es auch ausgesprochen: Sie plant wirklich, geradezu wie ein Detektiv. In ihrem Kopf wird die Tat planmäßig ausgeführt — es ist nicht ein Racheakt aus dem Affekt. Wenn eine solche Tat wirklich passieren würde, würden die Richter nicht sagen: Gut, sie hat im Affekt gehandelt — obwohl es im Grunde eine Art Affekt ist, aber er ist nicht als solcher erkennbar. Er ist direkt in die geistige Sphäre hineingegangen, wo er sich in Form von Wahnvorstellungen äußert. Für ihr Verhalten gibt es einmal die Rubrik»Plans, making« [K 69], die es allerdings nicht genau trifft, und andererseits noch eine weitere Rubrik, die mit diesem dauernden Gedanken zusammenhängt, den sie auch ausgesprochen hat — der Gedanke an diese Frau, die Selbstmord begangen hat. Da könnten wir unter »Thoughts, persistent« oder»Thoughts, tormenting« [K 87f] nachsehen. Dort finden wir NATRIUM MURIATICUM dreiwertig. Welche Art von Gedanken hat NATRIUM MURIATICUM? Haß und Rache, vielleicht, mehr jedoch nachtragende Verbitterung. Aber das Typische ist, daß sie an vergangene Dinge denken, oft auch an unangenehme Dinge, und daß sie die dauernd wiederkäuen. Und obwohl es schmerzhaft ist, tun sie das trotzdem gerne.

(A.): Und das mit der Konzentration, das begann nach diesem Spitalaufenthalt, und diese Situation mit diesem Freund, das war der Auslöser dafür?
(P.): Ja.
(A.): Hat Ihnen diese Konzentrationsschwäche auch Sorgen gemacht, daß irgendwie etwas nicht in Ordnung sein könnte?
(P.): Ja, ich habe dann angefangen nachzudenken, was eigentlich los ist, weil, diese Situation hatte ich überhaupt noch nie in meinem Leben, und ich hatte ja auch schon andere schwere psychische Belastungen, aber das war ganz neu, diese Konzentrationsschwäche. Und dann begann das auch, wenn ich herumgelaufen bin, ich

konnte gar nicht lange gehen, ich fühlte mich sehr unsicher, und mit Schwankungen.
(A.): Fast wie ein Schwindel, oder war es mehr so wie ein Schwarzwerden vor den Augen?
(P.): Also, ich fühlte mich mehr, als wäre das Schwindel, also wie eine Marionette, wenn ich mich bewegte. Ich hatte auch Angst hinzufallen, fühlte mich sehr unsicher beim Gehen und hatte Angst eben, daß ich da gar nicht mehr vom Garten vielleicht zurückkomme ins Bett.
(A.): Sind Sie auch einmal umgefallen, oder war es mehr ein Gefühl der Unsicherheit?
(P.): Es war mehr das Gefühl der Unsicherheit.

Wo finden wir dieses Symptom, unter welchen Rubriken? Das ist nicht eigentlich Angst — sie hat gesagt, sie fühlte sich sehr unsicher, sie stolperte, sie ist fast hingefallen. Sie fühlte sich unsicher, es ist nicht nur Angst. Ich würde eher »Vertigo« nehmen, also »Schwindel«, und darunter gibt es »Schwindel beim Gehen« [»Vertigo, walking, while«; K 106], eine sehr große Rubrik, und eine kleinere Rubrik: »Schwindel mit Stolpern« [»Vertigo, staggering, with«, K 104]. Dann sagte sie »wie eine Marionette«. Charakteristisch für eine Marionette ist zum einen, daß sie schwebt und zum anderen, daß jemand anderes sie bewegt. Um euch bei der Mittelfindung zu helfen, können wir auch das ins Repertorium zerren: »Delusion, floating in air«, [K 26] und »Delusion, she is under superhuman control« [K 33].

(P.): Mit der Zeit habe ich große Angst gehabt, daß eben im Kopf etwas nicht stimmt, und da ich früher schon mal so undefinierbare Kopfschmerzen hatte, habe ich dann gedacht, ich hätte einen Hirntumor, der jetzt gewachsen ist und der eben diese Störungen hervorruft.

Wenn ein Patient sagt: Ich habe das Gefühl, im Kopf stimmt etwas nicht — was ist normalerweise die Rubrik? »Angst vor Geisteskrankheit«. Aber wir müssen vorsichtig sein, denn auch Angst vor Krebs kann sich manchmal in diesem Gefühl ausdrücken: »Etwas stimmt mit mir nicht.« Dahinter verbirgt sich oft eine unausgesprochene Angst — bei ihr ist es eher die Angst vor Krebs. Das hatte sie ja auch früher schon mal gesagt.

(A.): Hatten Sie auch noch andere Beschwerden außer dieser Sache?
(P.): Ja, das liegt jetzt schon eine Weile zurück. Zu dieser Zeit hatte ich noch große Rückenschmerzen mit Ausstrahlung ins rechte Bein.
(A.): Der Rückenschmerz, wo war der?
(P.): Die Rückenschmerzen waren eher im Kreuz, und mit Taubheitsgefühl im Fuß.

Zur Vorgeschichte: Wegen Ischialgie und Discusprolaps war sie schon zwei- oder dreimal laminektomiert worden. Wo finden wir diese Taubheit bei Ischias? Unter »Extremitäten, Schmerz, untere Extremitäten, Ischias mit Taubheit« [»Extremities, pain, lower limbs, sciatica, numbness, with«; K 1065]. Welches ist dort das Hauptmittel? GNAPHALIUM. Borland schreibt, daß GNAPHALIUM das wichtigste Mittel bei Taubheit infolge von Ischias ist, und das hat sich in meiner Praxis auch bewährt. Sie hat das damals auch bekommen — mit Erfolg. Ich muß allerdings sagen, daß das Mittel, das ich ihr jetzt gegeben habe, auch ausgeprägte Taubheitsgefühle erzeugen kann, und vielleicht auch damals schon angezeigt gewesen wäre.

(P.): Dann hatte ich natürlich auch noch Schlafstörungen, weil mir das Ganze dauernd durch den Kopf ging, die Beziehung zu diesem Mann und vor allem eben der Selbstmord seiner Frau. Ich konnte eigentlich gar nicht zur Ruhe kommen ohne ein Medikament.
(A.): ... um diese Schlaflosigkeit überhaupt mal abzustellen.
(P.): Ja, überhaupt mal das Ganze abzuschalten. Und dauernd hatte ich auch das Gefühl, Tote mit mir rumzutragen oder Mächte im Hintergrund zu spüren.

Finden wir da auch Rubriken? Sie hat das Gefühl, dauernd Tote mit sich herumzutragen oder Mächte im Hintergrund zu spüren. Für das erste Symptom: »Wahnidee, sieht Tote« [»Delusions, dead, persons, sees«; K 23]. Es ist nicht genau das, was sie sagt, aber es kommt dem am nächsten. Und für das Gefühl, daß dauernd Mächte hinter ihr stünden? Das ist in der Rubrik enthalten, die wir von dem Marionettengefühl ableiteten [»Delusion, she is under superhuman control«, s. o.].

(A.): Zum Rückenweh: Zeigte das Rückenweh bestimmte Veränderungen, war es manchmal stärker oder manchmal schwächer?

(P.): Ja, das Rückenweh ist meistens schwächer, wenn ich liege. Und wenn ich sitze, habe ich sehr Mühe. Vor allem, wenn ich lang sitze und wenn ich länger gehe.
(A.): War sonst noch irgendetwas?
(P.): Ja, ich hatte auch noch Halsweh. Wenn Schwierigkeiten entstanden in Beziehungen oder auch sonst habe ich immer gleich Halsschmerzen.
(A.): Waren die Schmerzen manchmal schlimmer?
(P.): Ja, ich spüre sofort, wenn etwas nicht stimmt, hauptsächlich bei einer Beziehung zu einem Mann. Innerhalb einer halben Stunde habe ich Halsschmerzen.
(A.): Hat das auch noch eine Abhängigkeit, sagen wir, vom Trinken oder Essen oder Schlucken?
(P.): Ja, ich hatte damals einfach auch keinen Appetit und auch keinen Durst, und sonst kann ich mich eigentlich nicht mehr so erinnern an Essen und Trinken.
(A.): Sind Sie ein Mensch, der sehr kälteempfindlich oder eher wärmeempfindlich ist?
(P.): Also, ich bin eher kälteempfindlich.
(A.): Und Sie haben gerne warm und Sonne?
(P.): Ja, ich habe gerne warm.
(A.): Wie sind die Hände und Füße?
(P.): Ich habe immer noch viel kalte Hände und Füße, aber das hat sich auch gebessert.
(A.): Sind Sie ein Mensch, der viel oder wenig Durst hat?
(P.): Ich habe immer wenig Durst.
(A.): Hatten Sie bestimmte... Obwohl Sie ja gesagt haben: keinen Appetit, hatten Sie trotzdem Dinge, die Sie gerne aßen?
(P.): Ja, ich habe gerne Früchte gegessen und auch Getreide; und Fleisch gar nicht.
(A.): Wie war es mit Schwitzen?
(P.): Ich habe viel geschwitzt.
(A.): Wo?
(P.): Unter den Armen hauptsächlich.
(A.): Ihr sexuelles Verlangen, war das eher groß oder eher wenig?
(P.): Also, das war in dieser Zeit eigentlich sehr stark.
(A.): Haben Sie auch gewisse Ängste gehabt?
(P.): Ja, hauptsächlich am Abend kamen auch die Ängste, dieses Würgegefühl. Wenn dann einfach die ganzen Gedanken um diese Beziehung kamen, diese Frau, die Selbstmord gemacht hat, da hatte ich einfach Angst, zusammen mit dem Nicht-schlafen-Können.
(A.): Das Würgegefühl hatten Sie wo?

(P.): Ja, also das Würgegefühl hatte ich im Hals.
(A.): Hatten Sie auch Schwankungen im Tagesablauf, wo es Ihnen besonders gut oder besonders schlecht ging?
(P.): Es war schon rhythmisch, aber es ging eigentlich, ich kann nicht sagen, daß es zwei Stunden gut ging oder so, es waren immer einfach so Intervalle auf eine Art.
(A.): Sie waren nicht ein ausgesprochener Morgen- oder Nachtmensch?
(P.): Nein.

Wir versuchen das jetzt zusammenzufassen. Es gab dieses Ereignis bei ihr, von dem sie sagte, es sei wie ein Schock für sie gewesen. Und sie hat auf der geistigen Ebene reagiert, mit der Entwicklung von Wahnideen, nicht emotional, nicht körperlich. Wie könnten wir das zusammenfassen? Welches inhaltliche Thema haben ihre Wahnideen, welches Thema haben ihre Rachegefühle? Worum kreisen ihre Gedanken? Sie hat nicht gesagt: Ich Arme, der hat mich verletzt, oder: Der hat diesen Frauen das angetan, dem will ich...!, sondern sie hat gesagt: Es ist nicht richtig, und ich muß schauen, daß der Tod dieser Frau gerächt wird und daß dieses Unrecht nicht weitergeht... Man könnte das unter ›Gerechtigkeit‹ oder ›Moral‹ zusammenfassen. Es scheint mir fast, daß sie auf den moralischen Aspekt des Fremdgehens dieses Mannes angesprochen hat, oder daß sie dieses Schockerlebnis wenigstens auf diese Art verarbeitet hat. Dazu paßt auch dieser Wunsch — sie hat es fast wörtlich gesagt: Es ist meine Aufgabe, diesen Mann zu stoppen.

Als sie das so sagte, habe ich mich an eine Rubrik im Kent erinnert — es ist nicht genau das, aber ähnlich. Als ich hörte: Es ist meine Aufgabe, das zu tun, da dachte ich an ›auserwählt‹, ›singled out‹. Im Repertorium ist es umgekehrt; die Rubrik heißt: »Wahnvorstellung, auserwählt worden zu sein für die göttliche Strafe«. Gemeint ist dort, daß der Auserwählte Objekt der Strafe ist. Aber diese Idee: ›Ich bin auserwählt‹, in diesem moralischen Zusammenhang, hat mich an das Mittel denken lassen, das dort aufgeführt ist. Es gibt zwei Orte, wo diese Rubrik zu finden ist: einmal unter »Wahnvorstellungen, Gott«, und dann auch unter »Wahnvorstellungen, Rache« [»Delusions, God, is the object of God's vengeance«; K 26]; »Delusions, vengeance, thinks he is singled out for Divine«; K 34]. Und in dieser zweiten Rubrik ist KALIUM BROMATUM alleine und dreiwertig. Daß Leute denken, daß sie von Gott bestraft worden sind, ist nicht so selten. Aber dieses Element ›Ich bin auserwählt worden‹, das ist eher selten, das ist eigenartig. Wir müßten einfach mal nachforschen, ob wir noch mehr Fälle finden, wo dieses Element auch in der umgekehrten Richtung auftritt, also nicht nur: Ich bin Opfer der göttlichen Rache, ich bin dazu auserwählt worden, sondern auch: Ich bin auserwählt worden als Rächer.

Wenn wir nun die Wahnvorstellungen von KALIUM BROMATUM durchgehen, sehen wir, daß wir eine ganze Gruppe dieser Wahnideen durchaus unter den Oberbegriffen ›moralisch‹ und ›kriminell‹ zusammenfassen können. Da gibt es sehr viele Rubriken, wie z. B. die Wahnvorstellung, daß man ein Verbrechen begangen hat, daß man jemanden ermorden würde, daß man Geld gestohlen hat, daß man von der Polizei verfolgt würde, die alle in die gleiche Richtung gehen: in die kriminelle. Aber wir kennen ja auch die Polarität der Mittel — warum sollte es also nicht auch umgekehrt möglich sein? Ich habe bisher keine Erfahrungen damit gemacht, aber dieser Fall könnte vielleicht die Augen in die Richtung öffnen, daß die Patienten nicht nur Angst und Wahnvorstellungen haben, von der Polizei verfolgt zu werden, sondern daß sie auch das Gefühl haben: Ich muß Polizei spielen. Am Rande ist anzumerken, daß KALIUM BROMATUM auch unter »Mangel an moralischen Empfindungen« auftaucht [»Moral feeling, want of«; K 68].

Eine zweite Gruppe von Wahnvorstellungen, die diese KALIUM BROMATUM-Patienten haben, dreht sich um das Gefühl, verfolgt zu werden, das Gefühl, daß etwas gegen sie im Gange ist. Solche Wahnideen hat die Patientin auch ganz deutlich ausgesprochen. Der schönste Vertreter dieser Gruppe ist die Wahnvorstellung, daß ein Komplott gegen den Vater im Gange ist, wenn die Rechnung für die Miete kommt [»Delusions, conspiracies against her father, thought the landlord's bills were«; K 23]. Zu dieser Gruppe gehört das, was die Patientin gesagt hat: die Idee, daß sie vergiftet würde; daß sie von Feinden verfolgt würde; daß die Polizei sie verfolgte.

Dann haben wir eine dritte Gruppe von Wahnvorstellungen, die die Patientin auch angesprochen hat: das Gefühl, in Gefahr zu sein. Es kann z. B. so aussehen, daß eine Gefahr von der Familie auszugehen scheint oder — wie hier — von ihrem Liebhaber; die Patienten können ihr eigenes Leben bedroht sehen, oder auch das ihrer Familienmitglieder; sie sehen z. B., daß ihr Bruder vor ihren Augen über Bord fällt, wie eine Rubrik heißt. Dazu gehört auch, daß die Patienten tote Personen sehen, wie es ja auch bei ihr der Fall war. Sie haben die Vorstellung, einen bestimmten Ort nicht überschreiten zu können.

Ich habe ihr KALIUM BROMATUM gegeben. Sehen wir nun, wie es weitergegangen ist.

(A.): Wir haben uns einen Monat, nachdem ich Ihnen das Mittel gegeben habe, gesehen. Was war in der Zwischenzeit passiert?
(P.): Zuerst ging es mir schlechter, ca. vier Tage war es sehr schlimm, psychisch, und dann auch mit der Konzentration. Alles verschlimmerte sich eigentlich noch, und meine Angst, ich hätte einen Tumor, steigerte sich noch, und auch die Gleichgewichtsstörung war zuerst unverändert. Aber dann war es plötzlich besser, ich merkte sehr gut den Unterschied, daß sich alles verbesserte beim Gehen. Ich konnte länger gehen, die Schwankungen waren weniger stark. Ich spürte, wie ich langsam irgendwie wieder in mich zurückkehrte.
(A.): Das war, wie wenn Sie vorher nicht in sich waren?
(P.): Ja. Und dann war ich auch sehr gerne zu Hause, fühlte mich zu Hause gemütlich, habe gerne gemalt und hatte auch überhaupt kein Bedürfnis mehr, einen Mann kennenzulernen, sondern einfach mich kennenzulernen sozusagen und zu mir zurückzufinden.

Das ist bei dieser Frau jetzt ein gutes Zeichen. Sie hatte ein starkes sexuelles Verlangen — unter der entsprechenden Rubrik [»Genitalia, female, desire, increased«, K 716] finden wir ebenfalls KALIUM BROMATUM, es ist dort zweiwertig —, und dieses Verlangen hat sie in Beziehungen mit Männern hineingetrieben, die eigentlich nicht für sie geschaffen waren. Sie fing eine Beziehung an, sie wurde wieder verletzt usw. Von daher war es eine gute Entwicklung, daß sie zunächst mal ein bißchen häuslich wurde.

(P.): Ich habe mich dann sehr gut gefühlt, sehr wohl, auch Haßgefühle auf Vergangenes waren zurückgetreten.
(A.): Das war ja relativ neu. Vorher, soviel ich weiß, hatten Sie immer das Bedürfnis, rauszugehen und etwas zu unternehmen. Sie hielten es zu Hause schlecht aus.
(P.): Ja.
(A.): Wie war es dann drei Monate nach dem Mittel?
(P.): Dann kam noch etwas Neues, aber sehr Wichtiges dazu. Nach dieser Beziehung mit diesem Mann hatte ich noch ständig Juckreiz in der Scheide, und ich machte mir natürlich sehr große Sorgen, daß ich irgendetwas aufgelesen habe durch diesen Mann und ging dann auch noch zu meiner Gynäkologin zur Untersu-

chung, und die hat mir dann Mittel auf nicht-homöopathischer Basis gegeben, und die haben alle nichts bewirkt.

Zum Glück. Sie sehen, wie wunderbar der Organismus sich selber schützt und wie gut wir das üblicherweise mit starken chemischen Mitteln wieder zunichte machen können. Es war für sie wichtig, jetzt mal keine sexuellen Beziehungen zu haben und zuerst das Alte zu verarbeiten, um dann vielleicht später eine Beziehung haben zu können, die auch wieder Zukunft haben könnte.

(P.): Und sie fand es eigentlich auch sehr komisch, daß das nichts bewirkt hatte. Ich hatte einfach immer diesen Juckreiz, und das war sehr lästig. Ich fühlte mich einfach verschmutzt, und obwohl ich kein Interesse an einer neuen Beziehung hatte, hatte ich Angst, überhaupt keine Beziehung mehr eingehen zu können, weil ich mich verantwortlich fühle, daß ich eben verschmutzt bin. Ja, das hat mich dann belastet und auch Ekel hervorgerufen vor Geschlechtsverkehr.
(A.): War das generell das Sexuelle oder hat es auch z. B. Nähe und Zärtlichkeit eingeschlossen?
(P.): Nein, das war einfach wirklich nur, man kann fast sagen, auf den Geschlechtsakt bezogen, aber sonst eigentlich nicht auf Zärtlichkeit, dieses Ekelgefühl.
(A.): Wie ist es Ihnen sonst gegangen?
(P.): Sonst ist es mir gut gegangen, alle Symptome waren eigentlich sozusagen vorbei, nur ab und zu, wenn ich in einer Streßsituation war, hat sich dieser Schwindel wieder leicht gezeigt. Und auch mit dem Rücken ist es besser geworden. Ich fühle mich eigentlich jetzt wieder gut.
(A.): Und das hat das ganze Jahr angehalten bis heute?
(P.): Ja, das ist jetzt fast ein Jahr, das war sehr lange, ich habe sehr Angst gehabt mit diesem Schwindel, daß das nicht zurückgeht.
(A.): Und das ist jetzt auch vorbei?
(P.): Ja. Nur ab und zu kommt es wieder.
(A.): Sind neue Symptome hinzugetreten, oder ist es im Moment so, daß Sie...
(P.): Im Moment geht es mir sehr gut, ich habe keine Krankheiten. Ich fühle mich einfach auch psychisch sehr gut.

Ob sie konstitutionell KALIUM BROMATUM ist, weiß ich nicht — das wird sich zeigen.

Boericke schreibt über KALIUM BROMATUM: »Allgemeines Nachlassen der Geisteskräfte« [364]. Es ist auch dreiwertig unter »Dullness« [K 37]und steht unter »Stupefaction« [K 84], unter »schlimmer durch geistige Anstrengung«[K 41], unter »Gedächtnisschwäche« [K 64] und unter »Melancholie« [»Sadness«, K 75]. Das sind alles Symptome, die die Patientin gezeigt hat.

Ausgeprägt sind bei KALIUM BROMATUM auch Anästhesien, und zwar Anästhesien der Schleimhäute, speziell im Hals, was zu Schluckbeschwerden führt, vor allem bei flüssiger Nahrung, ähnlich wie bei HYOSCYAMUS. HYOSCYAMUS ist ein Mittel, das dem noch in vielen anderen Belangen nahe kommt. KALIUM BROMATUM hat auch Hypersensibilität der Urethra und Überempfindlichkeit der Extremitäten als Leitsymptome. Unter Ischias ist es zwar nicht zu finden, aber das hat es auch.

Was wir in diesem Fall auch gesehen haben, ist diese moralische Komponente von KALIUM BROMATUM, das Gefühl, moralisch nicht gut genug zu sein.

Sehr typisch für dieses Mittel ist die »amnestische Aphasie«, wie Boericke das nennt, die Mühe, sich selbst auszudrücken. Er schreibt, daß diese Menschen sich nur ausdrücken können, wenn man ihnen vorsagt — dann können sie sprechen. Das paßt zu der geistigen Benebelung, die die Patientin erwähnt hat.

Weiterhin das erhöhte sexuelle Verlangen, das bis zur Nymphomanie gehen kann. Dann: Extreme Schläfrigkeit, auch Schlaflosigkeit wegen Sorgen und Kummer [»Sleeplessness from grief; K 1253]; und Besserung, wenn die Patienten beschäftigt sind. Boericke nennt KALIUM BROMATUM eines der Hauptmittel bei Psoriasis — Clarke schreibt, daß er kein anderes Mittel von so universaler Nützlichkeit in Fällen von einfacher Akne kenne [Bd. 2, 99]. Wir haben hier also auch einen sehr starken Bezug zur Haut. Die Beziehung zum Sexuellen ist ebenfalls sehr stark, auch zur Epilepsie: Epilepsie in Zusammenhang mit Menses, mit sexuellen Exzessen. KALIUM BROMATUM vergißt Worte während des Redens — das ist wieder diese Aphasie, von der wir gerade gesprochen haben: Man muß vorsprechen, und dann geht es.

Welches andere große Leitsymptom, neben diesem Gefühl des Auserwähltseins für die göttliche Strafe, läßt uns oft an KALIUM BROMATUM denken? Es ist in diesem Fall nicht aufgetreten: die Unruhe der Hände. Was ist oft die Ursache für diesen KALIUM-BROMATUM-Zustand? Das Rentenalter, oder wenn plötzlich die gewohnte Arbeit aufhört. Farrington meint dazu, daß die Finger dann einfach weiterarbeiten.

Man könnte sagen, daß bei KALIUM BROMATUM das Zentrum des Lebens die Arbeit, das Geschäft ist. Bei KALIUM CARBONICUM hingegen ist das oberste Prinzip die Pflicht. Bei KALIUM BICHROMICUM schließlich ist das Zentrum Familie und Heim — Geukens fragt als bestätigendes Symptom, was das Wichtigste im Leben des Patienten ist, und ich habe bei KALIUM BICHROMICUM ein paarmal erlebt, daß der Patient sagt: Familie, Heim und Garten. Bei KALIUM PHOSPHORICUM tritt die Pathologie oft durch geistige Überanstrengung auf; das sind oft Menschen im Studium, bei denen Schwäche und Durchfall durch übermäßiges Studieren ausgelöst werden. Clarke schreibt, daß bei KALIUM BROMATUM emotionelle Störungen, Ärger und Schreck Ursachen sind — das würde auf unseren Fall sehr gut zutreffen —, außerdem Sorgen und Geschäftsverluste [Bd. 2, 101]. Ich war damals stolz, als ich dieses kleine Mittel KALIUM BROMATUM fand, aber ich habe jetzt gesehen, daß es gar nicht so klein ist.

In Belgien hat Chris Gaublomme einen sehr schönen KALIUM-BROMATUM-Fall vorgestellt. Es ging um einen zehnjährigen Knaben, der große Schwierigkeiten in der Schule hatte. Er hatte Konzentrationsschwierigkeiten, und zwar in einer sehr interessanten Form: Es war sprunghaft. Er brachte sehr schwankende Leistungen: zum Teil ganz gute und dann wieder ganz schlechte. Das schließt BARYTA CARBONICA und die Geistesschwäche aus, weil dort die Leistungen konstant schlecht sind, und bei diesem Jungen hat das stark gewechselt. Er hat auch diese Fehler gemacht: falsche Worte beim Lesen gebraucht, Buchstaben verdreht. Wir finden das im Repertorium unter »Fehler« [»Mistakes«]. Für das Gebrauchen falscher Worte gibt es dort eine Rubrik, in der KALIUM BROMATUM zweiwertig ist [»Mistakes, wrong words, using«, K 67]; unter »Fehler, Auslassen von Buchstaben« [»Mistakes, omitting letters«, ebd.] ist es einwertig. Interessanterweise hat er oft falsche, aber sinngemäß richtige Wörter verwendet, hat also z. B. statt »herrlicher Kuchen« »leckerer Kuchen« gesagt. Ein sehr zuverlässiges Zeichen war auch die Unruhe der Hände.

Gaublomme hat noch von einem anderen Fall erzählt: Ein Patient war zufällig in der Straße, wo ein Tankwagen explodierte, und hat dieses Unglück auf sich bezogen. Er meinte: Also, das ist sicher wegen mir, daß dieser Tankwagen explodierte. Hier wird wieder dieses moralische Element, das Schuldgefühl, deutlich.

Ich glaube, wir müssen immer schauen, wo das Zentrum der Pathologie ist. Und dieses Zentrum ist dort, wo der Patient am meisten leidet bzw., wenn er das nicht ausdrücken kann, wo er in seinem Leben am meisten behindert ist. Sicher, die Hypersexualität hat bei der Patientin in unserem Fall zu Problemen geführt — aber ihr Zustand war so, daß sie praktisch auf dem Weg in die Psychose war. Und da geht KALIUM BROMATUM durch fast alle Rubriken durch. In so einem Fall können wir kein anderes Mittel geben.

FALL 14

Wie ist der erste Eindruck, den Sie von diesem Mann gewinnen? Er ist bunt angezogen. Welche Mittel ziehen sich so bunt an? SULFUR, PLATINA...

(A.): Es ist jetzt fast ein Jahr her, seit Sie das erste Mal zu mir kamen. Weshalb kamen Sie damals?
(P.): Ich hatte vor allem Probleme mit meinem Asthma, das mich regelmäßig heimsuchte. Und es war mir ein Bedürfnis, nach der Behandlung durch meinen Hausarzt, der das vor allem mit Cortison behandelte, eine Alternative zu finden.
(A.): Hatten Sie das Asthma schon lange?
(P.): Also, meine Eltern haben mir gesagt, daß ich das seit dem dritten Lebensjahr habe. Ich kann mich nicht mehr so genau erinnern.
(A.): Und als Behandlung hatten Sie wahrscheinlich verschiedene Asthmamittel und auch Cortison?
(P.): Ja, je nachdem, wer gerade Arzt war und was ihm zweckmäßig erschien.
(A.): Hatten Sie noch andere Therapien für das Asthma?
(P.): Ja, da waren Kuraufenthalte, allerdings nur sehr kurze. Einmal eine Kur mit Hühnereiweiß oder Hühnerhormonen, ich weiß das auch nicht mehr so genau.
(A.): Sie hatten ja, glaube ich, auch Desensibilisierungskuren.
(P.): Ja, das stimmt. Das hat mein Arzt vor vier Jahren angefangen.
(A.): Wie viele von diesen Kuren?
(P.): Eine Kur, aber die zieht sich dann über drei bis vier Jahre hin, und das geht regelmäßig: jeden Monat eine Spritze.
(A.): Also über vier Jahre hatten Sie diese Spritzen. Hat das etwas verändert?
(P.): Also, ich persönlich bin etwas enttäuscht. Es hat sicher nicht das gebracht, was ich erwartet habe, weil das Leiden nicht verschwunden ist.

Wie könnte man seine Art zu antworten bezeichnen? Reserviert, intellektuell — es sind natürlich im Moment auch intellektuelle Fragen —, zurückhaltend. Er hat auch eine Tendenz, langsam zu antworten. Warum nimmt er sich zurück, warum antwortet er langsam? Er will es richtig machen, er will nicht unpräzise, sondern überpräzise sein. Auch die Worte kommen nicht einfach so heraus, sondern sie sind gewählt. Er versucht, ganz genau, exakt, präzise und auch objektiv zu antworten, und ich glaube, daß das der Grund ist, warum er immer erst überlegt.

(A.): Wann hatten Sie vor allem diese Asthmaanfälle?
(P.): Eigentlich nur im Sommer. Das steigerte sich dann bis zu einer schweren Bronchitis, die sich dann über mehrere Wochen hinzog, bis der Arzt intervenierte.
(A.): Das heißt, daß er Antibiotika gab?
(P.): Ja.
(A.): Sie hatten auch Lungenentzündungen?
(P.): Nein, so weit ist es nie gekommen.
(A.): Und auch die Bronchitiden hatten Sie vor allem im Sommer?
(P.): Eigentlich nur im Sommer, der Winter war beschwerdefrei.

Welches Mittel könnte in dieser Art antworten, so ganz präzise? Als allererstes Mittel ARSENICUM ALBUM, und dann noch eine ganze Gruppe: die KALI. Nun hat er aber das Asthma nur im Sommer, das paßt weniger zu ARSENICUM.

(A.): Jetzt, wenn Sie das Asthma hatten, gab es da noch Zeiten oder Umstände, wo das verstärkt auftrat?
(P.): Ich persönlich hatte das Gefühl, es sei immer in der Nacht, vor allem vor dem Einschlafen, beim Zubettgehen, evtl. auch während der Nacht; eigentlich tagsüber eher selten.
(A.): Und es kam, wenn Sie am Abend im Bett lagen. Was haben Sie dann gemacht? Gab es irgendetwas, was es erleichterte?
(P.): Ja, vor allem aufsitzen und sehr hoch liegen, also fast im Sitzen schlafen.

Welches Mittel muß aufsitzen, wenn es Asthma hat? Wir finden das unter »Aufrechtsitzen bessert« [»Respiration, difficult, sitting upright ameliorates«; K 771]. In dieser Rubrik ist KALIUM CARBONICUM dreiwertig. In der Rubrik gleich darunter sehen wir die typische Stellung für KALIUM CARBONICUM: Aufrechtsitzen, aber mit aufgelehnten Armen vornübergebeugt [»with head bent forward on knees«].

Dann hat er gesagt, daß er das Asthma nur im Sommer hat — das wird er nachher noch deutlicher sagen: nur im Sommer. Welche Rubrik paßt dafür? Am nächsten kommt dem »Wärme«, und da gibt es eine Rubrik »in einem warmen Raum« [»Respiration difficult, warm room, in a«, K 772]. Die bisherigen Informationen würden nicht ausreichen, um sich auf diese Rubrik zu stützen, aber er wird das später noch deutlicher sagen. In der Rubrik haben wir APIS, KALIUM SULFURICUM, PULSATILLA und SULFUR.

(A.): Gab es noch andere Momente, wo das Asthma auftrat?
(P.): Ja, vor allem ist es auch sehr stark gefühlsmäßig gesteuert, in Momenten, wo ich einen Druck empfinde, eine Belastung oder eine Aufregung. Oder auch beim Zusammensein mit bestimmten Leuten. Wie soll ich das erklären — auch wenn man in einen Raum geht, z. B. auf einem Estrich[*] im Sommer, wo die Sonne draufknallt, wo die Luft sehr stickig ist, wo es den Eindruck macht, man könne den Staub fast riechen, dann wurde das Atmen auch viel, viel schwieriger.
(A.): Das waren die Momente, wo es auch tagsüber auftreten konnte?
(P.): Ja.
(A.): Hatten Sie es auch in kalten Räumen oder in kalten Jahreszeiten?
(P.): Nein, im Winter praktisch nicht. Ich hab eher das Gefühl, daß mir Kälte in diesem Fall guttut, daß ich gern kalte Luft einatmen möchte.
(A.): Körperliche Anstrengung, hatte das einen Einfluß?
(P.): Ich glaube, nicht direkt, nein.
(A.): Gab es sonst noch irgendetwas, oder waren das so die hauptsächlichen Auslösemomente?
(P.): Ja, ich kann mich noch... Es kommt auch drauf an, was man getan hat, z. B. nach einem Fest, wenn man etwas getrunken hat, Alkohol, Kaffee, dann wird die Tendenz zu Asthma auch spürbar stärker.
(A.): Aber es war nicht so, daß nach jedem Alkohol- oder Kaffeegenuß ein Asthmaanfall folgte?
(P.): Nein, das sicher nicht.
(A.): Es war einfach eher eine Tendenz dazu?

---

[*] Schweiz. Dachboden, Dachzimmer

(P.): Ja.
(A.): Hatten Sie noch Begleiterscheinungen?
(P.): Also, es tauchen dann eher Hitzegefühle auf, klar, man wird automatisch nervös, so angespannt vor allem, also sehr gespannt — das sind die Gefühle, die dabei auftauchen.
(A.): Hatten Sie auch Auswurf?
(P.): Ja, ja, schon. Wenn die Phase länger ging, dann kam da Schleim hoch.
(A.): Wie war dieser Schleim?
(P.): Eigentlich — nach einer langen Nacht, also morgens ist er zähflüssig, und dann durch den Tag habe ich das Gefühl, er löse sich leicht.
(A.): War er üblicherweise weiß, oder war er eitrig?
(P.): Also, am Morgen ist er, glaub ich, eher gelblich, und durch den Tag wird er klarer.
(A.): Hatten Sie außer dem Asthma sonst noch Beschwerden?
(P.): Also, ich habe Mühe mit meiner unreinen Haut, Mitesser, die sich dann entzünden.
(A.): Wo vor allen?
(P.): Im Gesicht. Eigentlich nur im Gesicht. Und dann habe ich auch hie und da noch Probleme mit meinen Hämorrhoiden, eigentlich stören sie mich nicht, es ist kein Problem, aber es kann sein, daß es plötzlich sehr stark wird. Ich bin schon zweimal beim Arzt gewesen, um dort ein Blutgerinnsel herausschneiden zu lassen.

Wir haben jetzt eine Anzahl Symptome — versuchen wir, sie auf einen Nenner zu bringen. Wir haben: Asthma schlimmer in der Wärme, im Sommer, im warmen Raum; besser durch Aufsitzen — das sind die deutlichen Symptome. Dann hat er gesagt, bei Aufregung, vielleicht Ärger, tritt das Asthma auf. Welches Mittel ist hier [»Respiration difficult, anger, after«, K 768] stark? Vor allem CHAMOMILLA — es gibt verschiedene, aber CHAMOMILLA ist dreiwertig. Er hat auch Bronchitis mit gelbem Auswurf am Morgen — dabei denken wir an PULSATILLA. Dieses Mittel ist auch unter »schwere Atmung im warmen Raum« [K 772] und »besser in der kalten Luft« [K 768] zu finden — wir haben also gute Gründe für PULSATILLA. KALIUM SULFURICUM findet sich unter »Asthma« [K 764] und unter »schwere Atmung im warmen Raum« [s. o.]. Für KALIUM CARBONICUM spricht die Besserung durch Aufsitzen [K 771]— was paßt dafür nicht? Bei Wärme schlechter. Was würde gut zu KALIUM CARBONICUM passen? Der Charakter, soweit wir ihn bisher kennen — wie er seine Antworten formuliert, dieses KALIUM-Element.

Wie ist es mit SULFUR? Als er wiederkam, hatte er sich wieder ähnlich angezogen wie beim ersten Mal; er war auch das erste Mal auffällig angezogen. Dann hat er noch gesagt, das Asthma sei schlimmer in der warmen Luft — das paßt natürlich zu SULFUR. Aber es ist schwierig, allein aus diesen ersten Angaben mit einem guten Gefühl ein Mittel zu verschreiben. Betrachten wir den Patienten noch einmal. Die erste Reaktion ist natürlich: auffällig — SULFUR. Aber wenn wir genauer hinsehen: Ist er wirklich sulfurartig angezogen? Nein. Es paßt nämlich sogar noch die Brillenfarbe zum Pullover, genauso wie beim ersten Mal, als er bei mir war. Er ist auffällig gekleidet, aber es ist sehr dezent, es paßt alles zusammen. Das Auffällige ist da und dieses Gewählte.

Er ist auch sehr aufmerksam. Die ganze Zeit im Interview hat man den Eindruck, daß er genau zuhört, was ich frage, und genau und präzise antworten will. Dieses KALIUM-Element ist da. Und wir wissen ja, daß die kombinierten Mittel oft Charakteristika von beiden Mitteln beinhalten — in diesem Fall das KALIUM-Element und das SULFUR-Element. Der Patient ist Büroangestellter, aber er könnte auch etwas anderes sein, er hat auch die andere Seite. Er sagt uns gleich auch noch direkt, daß er beides sein könnte. Und er hat sein Leben auch ziemlich aufgeteilt in Beruf und Freizeit.

(A.): Wie ging es Ihnen sonst allgemein, psychisch?
(P.): Ja, es gibt Momente, wo ich, ja, schwer zu bewegen bin, schwermütig bin...

Wie genau er das ausdrücken will!

(P.): ... ja, melancholisch auf diese Art so herumhänge und Dingen nachgrüble.
(A.): Gab es bestimmte Phasen, wo das verstärkt auftrat, oder war das etwas, was sich durchzog?
(P.): Ja, wenn ich arbeite, dann habe ich keine Zeit, daran zu denken, das läuft dann relativ leicht von der Hand, oder wenn ich mit Leuten zusammen bin, die ich mag, klar ist man dann abgelenkt. Aber wenn man dann nach Hause kommt, genug Zeit hat, irgendwo mal morgens im Bett liegt und eben grübelt, dann kommt das immer stärker, und man hängt dann irgendwo an der Decke rum.

(A.): War sonst noch etwas, was Sie manchmal plagte, außer diesen melancholischen Zeiten?
(P.): Das ist schwer zu sagen.
(A.): Oder können Sie versuchen, sich noch ein bißchen zu beschreiben?
(P.): [lacht]

Jetzt wird er gleich wieder unheimlich ernst, jetzt muß er sich beschreiben. Er konzentriert sich: Jetzt muß es wieder exakt sein.

(P.): Ich hab fast einen Zwang zum Perfektionismus. Das Gefühl, ich muß alles tipptopp machen, es werde von mir erwartet. Ich baue mir dann auch einen Erwartungsdruck, aber bilde mir ein, der käme von anderen Leuten. Ich kann eben dann auch nervös werden, wenn ich spüre, daß ich diesem Druck nicht genügen kann. Dann kann ich aber auch sehr... Ich hab auch gern etwas Ausgeflipptes, Abwechslung, lasse mich auch nicht gerne festlegen, also, es sind beide Seiten da, irgendwie. Es kommt auch darauf an, auf welchem Gebiet. Also beruflich eher das Gefühl von korrekt, sehr korrekt, und privat dann overdrived, spritzig.

Es ist geradezu unheimlich, wie er diese beiden Elemente nicht nur in der Kleidung, sondern auch in der Psyche vereint und sie einfach zeitlich trennt. Ich weiß nicht, ob das bei allen KALIUM-SULFURICUM-Patienten so ist, aber es ist sehr interessant, die beiden Seiten so rein nebeneinander zu sehen.

Die Regel für die Verschreibung von zusammengesetzten Mitteln ist: Gute Symptome und Zeichen für jede der beiden Komponenten, hier also für die KALIUM-Verbindungen und für SULFUR sowie zusätzlich ein, zwei gute Leitsymptome für das kombinierte Mittel, in diesem Fall die Verschlimmerung des Asthmas im warmen Zimmer. Dies gilt speziell für die kombinierten Mittel, bei denen kein eigenes Arzneimittelbild bekannt ist, und die somit schwieriger zu finden sind.

(A.): Sind Sie ein Mensch, der gerne warmes, heißes Wetter hat, oder ziehen Sie kühles Wetter vor?
(P.): Also, ich ziehe den Sommer weitaus vor. Ich mag die Wärme, auch im Winter. Ich bin nicht gern draußen, ich friere nicht gerne.
(A.): Wie sind die Hände und Füße? Sind die in der Regel auch kalt oder sind sie manchmal warm?

(P.): Also Hände und Füße sind eher kalt, auch im Bett. Dann trage ich am liebsten Bettsocken.

Das paßt jetzt nicht, weil KALIUM SULFURICUM ein sehr warmes Mittel ist.

(A.): Trinken Sie viel oder wenig?
(P.): Ich glaube, ich trinke sehr viel.
(A.): Und eher warme oder kalte Getränke?
(P.): Ich ziehe kalte Getränke vor.

An dieser Stelle ist seine besondere Ausdrucksweise sehr deutlich. Ich würde so eine Frage beantworten mit: »Kalt.« Er sagt: »Ich ziehe kalte Getränke vor« — es klingt wie geschrieben.

(A.): Wie sind Ihre Verlangen beim Essen?
(P.): Ich mag einfach alles, was sehr süß ist, Schokolade, Gebäck. Ich glaube, von dem könnte ich mich ernähren.

Ein weiteres Detail sind die Lippen. Leute, die sich sehr stark unter Kontrolle halten, haben eine Tendenz, die Lippen zusammenzupressen. Sie bekommen schmale, dünne Lippen.

(A.): Was außer dem Süßen noch?
(P.): Suppe mag ich auch, das gehört zum Essen.
(A.): Sonst noch Dinge, die Sie gerne haben?
(P.): Auch Essiggurken, ein Glas steht immer in meinem Schreibtisch. Ich mag es auch gerne sauer. Ja, ein Stück Fleisch so, geräuchert. Bündner-Fleisch oder so etwas schätze ich auch.
(A.): Gibt es auch Dinge, die Sie gar nicht gerne haben?
(P.): Ja, ganz sicher [lacht]. Fettige Dinge mag ich nicht, ich schneide das weg am Fleisch. Und fettige Suppen dann auch nicht, wenn so Fettaugen drauf schwimmen. Und wenn etwas sehr fettig gekocht ist. Ich hab auch nicht gerne zu salzige Dinge, also Pommes frites, wenn die zu salzig sind, dann schätze ich das gar nicht.

Die Essiggurken finden wir in dieser Form nicht im Repertorium, aber es gibt »Verlangen nach Saurem« [»Desires sour, acids etc.«; K 486], und da haben wir KALIUM SULFURICUM einwertig und SULFUR zweiwertig. Und unter »Verlangen nach Gurken« [»Desires cucumbers«, K 485] sind SULFUR und PHOSPHOR ein Nachtrag. Das wäre also das SULFUR-Element.

In diesem Fall gibt es eine schwierige Differentialdiagnose mit PULSATILLA. PULSATILLA hat das Asthma in der Wärme, kann aber trotzdem kälteempfindlich sein. Es hat eine Aversion gegen Fett, die bei ihm sehr stark ist, und es hat eine allgemeine Verschlimmerung um 10 Uhr. Zudem hat PULSATILLA Asthma abends und in der Nacht und diesen gelben Auswurf am Morgen. PULSATILLA kann sich auch sehr schön anziehen, sehr eitel sein. Aber warum ist es trotzdem nicht PULSATILLA? Nur mit dem Repertorium ist dieser Fall nicht zu lösen; rein numerisch würde PULSATILLA besser durchkommen. PULSATILLA und KALIUM SULFURICUM sind komplementär, haben also auf jeden Fall eine nahe Beziehung zueinander.

Aber ist der Charakter dieses Menschen weich? Nein, er ist sehr höflich und korrekt, aber nicht weich und nachgiebig. Und man merkt: Er hat eigene Ansichten, die er auch vertreten wird. Er braucht keine Leute, die er fragt, was er tun soll. Er ist auch nicht scheu oder ängstlich, aber er ist sehr höflich, schon fast zu höflich. Er wartet ganz betont, bis ich mich hingesetzt habe, wenn er hereinkommt. Und auch seine Art zu antworten: Er antwortet nicht, um zu gefallen — ich glaube nicht, daß ich ihn suggestiv leiten könnte und daß er ja sagt, um gute Punkte bei mir zu holen. Er antwortet, um möglichst ganz genau und korrekt zu sein. Er ist nicht gefühlsbetont, sondern kontrolliert. Das richtige Mittel ist nicht PULSATILLA.

(A.): Wie ist es mit scharfen Dingen, starken Gewürzen, Pfeffer oder so etwas?
(P.): Ja, wenn es dazugehört, gerne, aber ich würze selber eher mäßig.
(A.): Wenn Sie trinken, trinken Sie in eher großen Schlucken oder machen Sie immer nur so ein paar Schlucke?
(P.): Ich trinke, glaube ich, sehr rasch. Ich kann nicht einen Abend vor demselben Glas stehen.
(A.): Wie ist Ihr Schlaf?
(P.): Ich glaube, ich schlafe sehr viel, schlafe eigentlich auch gut, ich habe das Gefühl, erholt aufzuwachen. Ich träume viel, ich hänge auch an meinen Träumen, sie sind mir wichtig, ob es jetzt gute oder schlechte sind.
(A.): Und auf welcher Seite schlafen Sie?
(P.): Ich kann nur auf dem Rücken einschlafen, und ich wache auch so auf.

Das ist vielleicht auch ein Detail: Er liegt auf dem Rücken und wacht auf, wie er eingeschlafen ist. Die Emotionen spielen also nicht sehr mit ihm.

(A.): Wie ist Ihr sexuelles Verlangen?
(P.): Ja, ich würde es als durchschnittlich bezeichnen.
(A.): Gibt es während des Tages eine Zeit, wo Sie sich besonders gut oder besonders schlecht fühlen?
(P.): Also, besonders produktiv bin ich morgens, so kurz nach 8 Uhr, das geht dann bis in den späten Vormittag hinein.
(A.): Gibt es auch noch eine Zeit, wo es Ihnen besonders schlecht geht?
(P.): Ja, generell abends nach 10 Uhr ist es fertig, da bin ich für nichts mehr zu haben. Dann bin ich auch müde und unlustig — einfach eine Zeitlang, es geht dann schon wieder, aber da fällt es ab.

Das habe ich vorher schon bei den Modalitäten von PULSATILLA erwähnt, eine allgemeine Verschlechterung um 10 Uhr. In dieser Rubrik [»Generalities, night, 10 p.m.«, K 1343] gibt es nur drei Mittel, und eines davon ist PULSATILLA.

(A.): Gibt es das, daß Sie vielleicht plötzlich Hunger kriegen?
(P.): Ja, meinen Hungeranfall habe ich regelmäßig so zwischen halb elf und elf.
(A.): Wo Sie dann auch etwas essen müssen?
(P.): Ja, wenn ich kann [lacht].
(A.): Wie ist das mit dem Schwitzen? Schwitzen Sie eher viel oder wenig?
(P.): Also, ich schwitze sehr leicht und dann sehr viel.
(A.): Und wo vor allem?
(P.): Also, ich habe das Gefühl, am ganzen Körper, nicht besonders unter den Armen, wirklich überall.
(A.): Und das mehr bei Anstrengungen oder auch, sagen wir, im Schlaf?
(P.): Eigentlich mehr bei Anstrengungen. Ja, im Schlaf auch, aber nicht so stark. Ich habe das Gefühl, normal so. Und wenn es zu warm wird unter der Decke.
(A.): Haben Sie auch bestimmte Ängste?
(P.): Ich mag das Gefühl von Beengung allgemein nicht, auch wenn mir jemand, den ich nicht mag, zu nahe kommt, dann macht mir das Angst. Oder die Vorstellung, irgendwo, wo es ganz eng ist,

z. B. in einem Kellerabteil, eingeschlossen zu sein, die beängstigt mich auch. Und dann so Ängste, die jeder hat, z. B. vor Spinnen oder Ungeziefer.
(A.): Sonst... Dunkelheit, Gewitter, oder wenn Sie irgendwo hoch oben sind?
(P.): Nein, Angst zu fallen habe ich nicht. Gewitter eher, wenn es in der Nacht mal donnert, dann [lacht] ist das recht unheimlich für mich, dann bin ich nicht gern allein [lacht].
(A.): Sie haben vorhin gesagt, daß Sie eher perfektionistisch sind, bezieht sich das auch auf die Ordnung? Haben Sie auch die Dinge gern in einer bestimmten Ordnung?
(P.): Ja, schon. Erstens finde ich sie dann, und ich kann es nicht haben, wenn überall etwas herumliegt oder wenn es schmutzig ist. Ja, ich will das recht klar und übersichtlich, fast pedantisch.

Jetzt folgt das Follow-up nach KALIUM SULFURICUM M.

(P.): Ich habe auch wieder die üblichen Probleme gewälzt. Und dann — ich weiß auch nicht — ja, das Gefühl, es geht wieder aufwärts, langsam aber stetig [lacht].
(A.): Wie geht es denn mit diesen melancholischen Phasen?
(P.): Sie sind zeitweise schon noch da, aber ich hab das Gefühl, ich werde ihrer sehr rasch Herr. Ich schätze sie auch auf eine Art, ich finde es nötig, daß sie da sind, um gewisse Denkprozesse auszulösen und mir über gewisse Gefühle klarzuwerden. Aber ich habe wirklich das Gefühl, ich hab sie in der Hand; ich kann zwar nicht einfach damit umgehen, wie es mir paßt, aber sie sind nicht übermächtig, sondern sie stehen in einem guten Verhältnis zum anderen. Ich hab das Gefühl, ich kann meine Energien besser ausschöpfen, einbringen, es fließt irgendwie.

Diese Erfahrung gibt es öfters: Wir behandeln ein Leiden, durch das Mittel kommt der Patient in Harmonie, und wenn dann unter gewissen Umständen das Leiden zurückkommt, dann sagt er das entweder gar nicht mehr oder er sagt: Ja, ich habe das schon wieder gehabt, aber ich weiß ganz genau, warum. Die Patienten beginnen also einen Bezug des Symptoms zu ihrer Lebenssituation zu sehen und es auch als Korrekturfaktor auf ihrem Lebensweg zu akzeptieren. Das habe ich sehr oft in dieser Form erlebt. Das Symptom bleibt potentiell bestehen, und wenn wir sehr starken Lebenseinflüssen ausgesetzt sind, fallen wir in das Symptom zurück. Das Symptom ist als ein Versuch des Organismus zu verstehen, unter diesen erschwerten Umständen das Gleichgewicht zu halten. Es ist also nicht das wichtigste Ziel einer homöopathischen Therapie, die Symptome wegzukriegen. Wir brauchen sie, um links und rechts unsere Leitplanken zu haben. Aber wir finden unseren Weg besser, ohne diese Leitplanken zu berühren. Wenn der Patient relativ gesund ist, dann sieht er den Bezug, z. B. so: Ach so, ich habe wieder zu lange gearbeitet, darum habe ich diese Kopfschmerzen. Dann kann er das korrigieren, und die Kopfschmerzen gehen weg. Das ist das, was ich unter Gesundheit verstehe.

(A.): Was ist mit der Akne geschehen, wurde sie stärker oder blieb sie so wie vorher?
(P.): Auch dort war es am Anfang etwas stärker, und dann ist sie sehr stark in den Hintergrund getreten.
(A.): Und wie ist das jetzt bis heute gegangen?
(P.): Ja, eigentlich wirklich immer besser.
(A.): Und Sie hatten auch in der letzten Zeit keinen Asthmaanfall mehr?
(P.): Nein.

Nach dem Mittel hatte er eine Bronchitis, und danach hatte er kein Asthma mehr, obwohl der Herbst sehr warm war — er hat gesagt: Man konnte noch baden. In diesem Jahr ist er wiedergekommen, hatte wieder Asthma und hat noch eine Dosis bekommen, und dann ist er nicht mehr gekommen.

Obwohl ich etliche Patienten habe, bei denen das Asthma sehr schnell verschwand, würde ich doch sagen, daß es in der Regel länger dauert, mehr als ein Jahr, bis die Symptome nicht mehr auftreten. Auch bei Heuschnupfen dauert es meistens zwei, drei Jahre. Es nimmt ab, aber es braucht ein paar Jahre, bis die Symptome nicht mehr kommen.

Eine wichtige Modalität von KALIUM SULFURICUM ist: »Schlimmer durch Überhitzung« [»Generalities, heated, becoming«, K 1367], wo es dreiwertig ist. Außerdem ist es schlimmer durch Wärme, durch warme Luft, und ganz charakteristisch: schlimmer in einem warmen Raum oder durch warme Kleider. Wir finden es nicht unter »schlimmer im Sommer« oder »schlimmer in der Sonne«. Es ist eher die Überhitzung, eben z. B. durch die warme Luft, die warme Kleidung, in einem warmen Raum.

Ein Leitsymptom für KALIUM SULFURICUM ist auch »besser durch Bewegung«, wo es dreiwertig ist [»Extremities, pain, motion ameliorates«, K 1045]. Wie unterscheidet sich nun die Besserung durch Bewegung zwischen KALIUM SULFURICUM und PULSATILLA, das in dieser Rubrik ebenfalls dreiwertig ist? Diese Mittel sind sich ja sehr nahe. Bei beiden Mitteln haben wir Besserung in der frischen Luft und die wandernden Schmerzen. PULSATILLA fühlt sich besser in der Kälte — das ist kein Differentialmerkmal. Das Differentialmerkmal bei dieser Rubrik ist, daß KALIUM SULFURICUM bei der ersten Bewegung nicht schlimmer ist, wohl aber PULSATILLA. Bei RHUS TOX. ist es wie bei PULSATILLA. Aber diese beiden Mittel lassen sich durch Wärme/Kälte klar voneinander unterscheiden.

Ein Charakteristikum von KALIUM SULFURICUM ist die abendliche Verschlimmerung; dann hat es das Verlangen nach frischer Luft und die Besserung in der frischen Luft. Hauptfokus dieses Mittels sind die katarrhalischen Entzündungen mit dem charakteristischen gelb-grünlichen Eiter.

Boericke schreibt, daß KALIUM SULFURICUM in späteren Stadien von Entzündungen oft angezeigt ist, oft komplementär zu PULSATILLA. Bei Kent heißt es, daß KALIUM SULFURICUM sehr häufig nach TUBERCULINUM angezeigt ist — es ist also nicht nur komplementär zu PULSATILLA, sondern auch zu TUBERCULINUM —, und daß es oft in dieser Folge vorkommt: PULSATILLA — SILICEA — KALIUM SULFURICUM. Betrachten wir diese drei Mittel: Das erste ist warm, das zweite sehr kalt, das dritte warm. Dazu schreibt Kent:»Bei Kranken, die unter der Wirkung eines tief eingreifenden Mittels stehen, treten oft die entgegengesetzten Modalitäten in Kraft, und daher folgt SILICEA so häufig auf PULSATILLA.« Wir kennen es ja auch von den Schichten her, daß das Mittel oft, wenn es tief wirkt, den Menschen wirklich in seiner ganzen Konstitution auf eine neue Ebene bringt, wo dann auch die Mittel klar voneinander abgegrenzt sind.

Weitere Merkmale von KALIUM SULFURICUM, die in unserem Fall nicht da waren: Die Leiden sind oft von ausgedehnten Schuppungen begleitet. Es besteht auch ein starker Bezug zu den Ohren, diese Taubheit, die durch den Schleim eines Tubenkatarrh zustandekommt. Ein weiteres Leitsymptom für KALIUM SULFURICUM sind Gesichtsschmerzen im warmen Raum. Dann noch etwas, was der Patient hatte: Asthma mit gelbem Auswurf, und der Husten, der abends und in warmer Atmosphäre schlimmer ist, ebenso wie das Asthma. Schließlich führt Kent KALIUM SULFURICUM auch unter »Nierenentzündung nach Scharlach« auf. Es ist also eines der Mittel, an die man denken muß, wenn ein Scharlach mit Komplikationen verläuft.

Die vier wichtigsten Merkmale bei diesem Mittel, die man sich merken sollte, sind:
1. die katarrhalischen Entzündungen mit den gelb-schleimigen Absonderungen;
2. die Verschlimmerung im warmen Raum;
3. die wandernden Schmerzen, die ihren Charakter ständig wechseln, besser durch Bewegung — wir sehen hier die Nähe zu PULSATILLA und TUBERCULINUM;
4. die charakteristischen gelben Krusten und Schuppungen und das Abschilfern (Desquamation) der Haut, wie wir es auch bei Scharlach im späteren Stadium antreffen.

Dazu ein Nachtrag von Vithoulkas zu KALIUM SULFURICUM: Aversion gegen Fisch.

Wir bleiben noch beim Asthma und sehen uns den nächsten Fall an.

FALL 15

(A.): Können Sie uns erzählen, weshalb Sie damals zu mir gekommen sind?
(P.): Über den Umweg von Dr. Vithoulkas, und auf ihn bin ich gestoßen, weil ich ein Buch in einer Buchhandlung ausgestellt gesehen habe: »Medizin der Zukunft«. Da ich immer sehr spontan reagiere, hat mich das Buch sofort gefesselt. Oh, habe ich gedacht, das muß ich sofort haben. Bin in die Buchhandlung und habe das Buch verlangt, ich habe es sogar noch auf Kredit genommen, damit ich es gleich habe.

Das ist eine sehr interessante Geschichte: Er hat dieses Buch gesehen und gekauft, auf Kredit, und ist dann schnurstracks nach Athen geflogen, ohne ein Wort Griechisch oder Englisch zu verstehen.

(A.): Und weshalb haben Sie Hilfe gesucht?
(P.): Ich war sehr schwer asthmakrank, und das hat mir sehr früh die Lebensfreude gründlich verdorben.
(A.): Das Asthma hatten Sie schon längere Zeit?
(P.): Mit 20 Jahren ist es ganz akut ausgebrochen, ich habe aber nachträglich gehört, daß ich schon als ganz kleines Kind auf dem Arm meiner richtigen Mutter getragen worden bin, weil ich Asthma hatte.

(A.): Was war dann mit 20 Jahren, wo es schlimmer wurde?
(P.): Ja, ich war sozusagen — wie soll ich sagen? Ich schien ein hoffnungsloser Fall zu sein. Ich habe keine normale Jugend gehabt wie andere, ich habe schlimme, sehr schwierige Erfahrungen mit meiner Stiefmutter gemacht. Ursprünglich bin ich früher gerne mit Mädchen ausgegangen, eigentlich noch lieber als mit Knaben, kann man sagen. Durch mein Asthma war ich sehr zartbesaitet, und die Knaben waren mir irgendwie zu grobschlächtig, und bei Frauen fühlte ich mich irgendwie eben sicherer, schon aus diesem Grund. Ich flirte gerne, ich werde ganz elektrisiert, wenn ich eine Frau sehe, besonders wenn sie hübsch ist [lacht]. Aber man hat mir so schwere Minderwertigkeitskomplexe eingepflanzt, man hat behauptet, ich sei schwachsinnig und nicht normal, ich hätte keine Aussicht, ein normales Leben zu führen, ich würde nie Geld verdienen, ich würde nie einen richtigen Beruf haben, und vor allem würde ich nie mit normalen Frauen verkehren können. Das hat sich in mir so angesammelt, obwohl es neben dem negativen Bild trotzdem noch ein positiveres Gegenüber gab. Ich habe einen ungemein starken Lebenswillen, ich will unbedingt leben, und ich will so leben, daß ich das Gefühl habe, ich bin auf dem richtigen Weg. Ich habe meine Ansprüche, möglichst reich, vornehm, wenn möglich sogar noch berühmt zu werden, nie aufgegeben, aber mit 20 Jahren mußte ich auf eigenen Füßen stehen. Ich habe die Normalschule eigentlich nicht einmal richtig fertigmachen können, nicht, weil es mir an Intelligenz an sich gefehlt hätte, sondern eben durch die schlimmen Erlebnisse zu Hause. Ich lebte in ständiger innerer Furcht, ich mußte immer Angst haben.
(A.): Und das hat es Ihnen verunmöglicht, Ihre Pläne zu verwirklichen?
(P.): Ja, mit 20 Jahren konnte ich nur durch Fürsprache anderer überhaupt als Hilfsarbeiter in einer Fabrik eine einfache, schlechtbezahlte Stellung bekommen. Aber ich mußte mich dem fügen, so unangenehm es war, denn für mich hieß es, das wird nicht bleiben, du wirst irgendwie einen Weg aus diesem Dilemma finden. Aber eben: Ich war sehr schwer gehemmt, ich konnte mich nur mühsam äußern, oder kaum. Na ja, wie soll ich sagen? Jedenfalls war ich so negativ gestimmt: Als ich einmal meine Stiefmutter in 500 Meter Entfernung in Zürich in der Stadt sah — ich wußte, daß sie mich nicht gesehen hatte — hat der bloße Anblick in mir einen sechswöchigen, sehr schweren Asthmaanfall ausgelöst.

Was können wir über seine Vergangenheit, seine Kindheit sagen? Sie war sehr schwer, sicher mit sehr viel Kummer verbunden, und vom Charakter her war er sehr empfindlich. Er hatte lieber Kontakt mit Frauen, weil die nicht so grobschlächtig waren. Er war ein sehr empfindsames Gemüt, konnte nicht gut mit Grobheiten umgehen. Viel Kummer, sehr sensitiv — dabei denken wir an NATRIUM MURIATICUM. Aber wie präsentiert er das? Wie NATRIUM MURIATICUM? Er ist sehr offen, sitzt zurückgelehnt da, recht selbstsicher, er kann darüber jetzt auch lachen. Wie würde NATRIUM MURIATICUM auf diese schlimme Situation reagieren? Es würde sich zurückziehen — aber er hat gekämpft, er hat gesagt: Ich will leben. Dieser Kummer muß so tief gewesen sein, daß es ihm effektiv ans Leben ging, wenn auch nicht unbedingt körperlich, so doch sicher psychisch. »Ich will leben«, das sagt jemand, der den Abgrund gespürt hat. Aber die Art und Weise, wie er das präsentiert, scheint nicht zu diesem Feinen von NATRIUM MURIATICUM zu passen, und auch nicht zu diesem Kummer, den er von der Vergangenheit erzählt hat.

(A.): Was waren denn Ihre Gefühle der Stiefmutter gegenüber?
(P.): Ich weiß, sie hat mich in ein Dilemma gestürzt auf der einen Seite. Ich haßte sie, aber zur gleichen Zeit verabscheue ich eigentlich solche Gefühle. Das hat mich total verunsichert, ich mußte sie hassen, wie ich überhaupt Menschen negativer Prägungen überhaupt nicht mag, aber andererseits mag ich diese Gefühle wiederum auch nicht. Ich bin von Natur eine Frohnatur, ich möchte lachen, singen, tanzen usw.
(A.): Und diese Stiefmutter stand wie am Anfang der Karriere, die Sie dann nicht machen konnten.
(P.): Ja, natürlich. Meine beiden Brüder konnten studieren, und währenddessen mußte ich für dreißig Centimes Stundenlohn arbeiten. Ich kam mir vor, wie wenn ich überhaupt nicht dazugehörte.
(A.): Fühlten Sie sich auch runtergemacht in dieser Zeit?
(P.): Ja, absolut, natürlich.
(A.): Und das war am Anfang von diesem erneuten Aufflackern des Asthmas?
(P.): Ja, der Lebenskampf und die damalige Situation lösten einfach das Asthma wiederholt aus.
(A.): Wann waren die Asthmaanfälle vor allem?
(P.): Nachts. Damals, mit 20 Jahren, hatte ich am Tag sozusagen keines, aber nachts, wenn ich ins Bett ging. Ich war bei Bauersleuten untergebracht und ging vielleicht um 9 oder 10 Uhr ins Bett,

und dann schlief ich ein, normal, aber meist gegen Mitternacht erwachte ich und hatte schreckliche Atemnot. Ich mußte mein Zimmer fluchtartig verlassen, ich wäre dort nach meinem Gefühl umgekommen. Ich ging in die Stube hinunter, was man eben so Stube nennt, setzte mich auf das Sofa, und dann war mir wohler. Ich hatte Asthma, aber es war mir wohler. Ich hatte das Gefühl, ich kann wenigstens jetzt...
(A.): War es das Aufsitzen oder war es das Rausgehen?
(P.): Nein, ich mußte aufsitzen, ich konnte nicht liegen.
(A.): Dann später, als Sie zu mir kamen, war das Asthma später in der Nacht.
(P.): Ja. Es kam da so um 4 bis 5 Uhr morgens.

Er hat einen weiteren Hinweis auf seine schwierige Vergangenheit gegeben: Er hat gesagt, er sei bei Bauersleuten aufgewachsen. Wahrscheinlich hat man ihn einfach in eine Bauernfamilie gesteckt, wo er großgezogen wurde, wahrscheinlich auch mit viel Arbeit.

Jetzt zu dem Asthma: Er sagte, er mußte aufsitzen — da haben wir wieder diese Modalität, die auf KALIUM CARBONICUM hinweist, die aber bei Asthma kein absonderliches Symptom darstellt. Dann hatte er es in der Nacht, zwischen 4 und 5 Uhr morgens. Welche Mittel kommen da in Frage? Wiederum KALIUM CARBONICUM, und für die Zeit von 4 bis 5 Uhr morgens: STANNUM und NATRIUM SULFURICUM [»Asthmatic, midnight, after, 4 to 5 a.m.«; K 764].

(P.): Was die Kälte anbelangt, ich muß das gleich betonen, ich war schon von jeher sehr kälteempfindlich. Damals hatte ich noch kein Asthma in dem Sinne, aber meine Stiefmutter, die schalt mich immer, du bist nicht normal, du hast keinen Sinn. Andere Buben sind normal, die wissen alle Automarken auswendig, du weißt keine. Solche Sachen haben mich ja nicht interessiert, Bücher haben mich interessiert, Autos waren mir gleichgültig. Und sie verlangte immer, daß wir, vor allem im Winter, Sport trieben. Meine Brüder konnten Ski fahren, Schlitten fahren und Schlittschuh laufen, ich nicht. Warum? Sofort, wenn ich an die Kälte kam, hatte ich klamme Finger, ich konnte mich nicht bewegen.

Hinter welchem Mittel kann auch eine solche Jugend stecken, dauernd heruntergemacht zu werden, die anderen konnten alles, und dann zu kämpfen? Das spricht für ANACARDIUM. Und er hat gesagt: Das mangelnde Selbstwertgefühl sitzt drin, aber er kämpft, er will beweisen, daß er etwas ist. Diese Geschichte könnte auch zu ANACARDIUM passen.

(A.): Ja, aber als Sie dann kamen, wie war das mit dem Asthma?
(P.): Da war es dann so, daß Hitze, starke Hitze, und die Kälte es stark auslösten.
(A.): Was hat in dieser Zeit das Asthma noch verschlimmert oder leichter gemacht?
(P.): Ja, je nachdem, wie ich mich psychisch fühlte. Wenn ich das Gefühl hatte, nicht, man muß eben wissen, ich habe...
(A.): Bleiben wir noch kurz beim Asthma. Gab es noch gewisse Dinge, die das Asthma verbesserten oder es sogar schlimmer machten?
(P.): Wenn ich längere Zeit keinen Stuhlgang hatte, dann verschlimmert sich das Leiden. Sobald ich eine ausgiebige Entleerung hatte, besserte es sich ganz eindeutig und rasch.

Welches Mittel finden wir unter »Asthma, Stuhl bessert« [»Asthmatic, stool ameliorates«; K 765]? POTHOS. Bei POTHOS ist das Asthma das typische Müllerasthma, schlimmer durch Staub und — das zweite Leitsymptom — besser durch Stuhlgang.

Es gibt noch ein weiteres Mittel, das eine ganz allgemeine Besserung durch Stuhlgang hat: NATRIUM SULFURICUM. Wir finden es im Repertorium unter »Fröhlich nach Stuhl« [»Cheerful, stools, after«; K 11] und unter »Frohsinn nach Stuhl« [»Mirth, stool, after«; K 66]; im ersten Fall ist es zweiwertig, im zweiten Fall sogar dreiwertig. Es ist wichtig, diese Modalität von NATRIUM SULFURICUM zu kennen, weil es sich nicht nur um Fröhlichkeit, sondern um eine ganz allgemeine Besserung nach Stuhlgang handelt.

Für KALIUM CARBONICUM sprechen die Symptome »besser durch Aufsitzen« und »schlimmer um 2 Uhr«. Noch ein drittes wichtiges Symptom für KALIUM CARBONICUM wäre: stark geschwollen unter den Augen. Ist er aber ein KALIUM-Typ? Gerade vorhin haben wir einen KALIUM-Menschen gesehen.

(A.): Gibt es noch andere Dinge, die es schlimmer oder besser machen?
(P.): Eigentlich ist es im Moment sehr viel besser. Die Hitze macht mir nicht mehr viel aus und die Kälte im Moment auch nicht mehr so stark wie vorher.
(A.): Wie war es mit Feuchtigkeit, wenn also feuchtes Wetter war?

(P.): *Ja, das war sehr unangenehm und schlimm, das gab immer auch noch diese Bronchitis zusätzlich. Aber davor habe ich im Moment praktisch Ruhe.*

Eines der großen Leitsymptome für NATRIUM SULFURICUM ist auch: »schlimmer bei feuchtem Wetter«.

(A.): *Hatten Sie außer dem Asthma auch andere Beschwerden?*
(P.): *Nein, eigentlich nicht. Ja, diese Anfälle von Müdigkeit, die ich geschildert habe, aber die läßt auch langsam nach. Und gelegentlich labil in den Kniescheiben.*
(A.): *Ein Schmerz, oder...?*
(P.): *Ja, gerade jetzt zum Beispiel.*
(A.): *Der ist dann eher später aufgetreten.*
(P.): *Der ist eher später aufgetreten, ja.*

Ich habe den Eindruck, daß er, wenn ich eine Frage stelle, die nicht in sein Konzept paßt, etwas unwirsch, etwas gereizt reagiert — als ob er sagen wollte: Was fragst Du jetzt wieder. Das war auch immer ein starker Hinweis darauf, daß er wieder eine Dosis von seinem Mittel brauchte: Es war nicht nur das Asthma schlimmer, er war auch unwirscher, gereizter, geladener. Im Moment geht es ihm besser, dann ist er sehr fröhlich, und es ist richtig unterhaltsam mit ihm. Aber anfangs war er immer so ein bißchen gereizt.

Kommen wir noch einmal zu der Art und Weise, wie er sich präsentiert. An welches Mittel erinnert uns das? An SULFUR: Er sitzt zurückgelehnt da, er wirkt sehr selbstsicher. Seine Stimme ist laut im Vergleich zu meiner. Wo finden wir das im Repertorium? Es gibt verschiedene Rubriken dafür; ich meine jetzt eine bestimmte: »Stimme, laut« [»Larynx and trachea, voice, loud«, K 761]. Darunter finden wir BELLADONNA, CANNABIS INDICA, LACHESIS, MOSCHUS und SULFUR. Er spricht auch in dieser Lautstärke, wenn er über intimere Dinge redet. Es scheint ihn nicht zu kümmern, ob das halbe Wartezimmer mithört.

Ein anderes Merkmal der Selbstpräsentation, das ich schon bei vielen SULFUR-Patienten beobachtet habe, ist, daß sie alles, was sie sagen, mit unheimlicher Wichtigkeit sagen. Also zum Beispiel: »Heute war ich noch beim Friseur, und dann ging ich einen Kaffee trinken«, solche Nebensächlichkeiten klingen unheimlich wichtig. Für SULFUR-Patienten ist alles wichtig: Sie selber sind wichtig, was sie machen, ist wichtig, was sie zu erzählen haben, ist wichtig, jeder hat ihnen zuzuhören — das ist die Idee dahinter [»Egotism«, K 39;

»Selfishness«, K 78; »Indifference to welfare of others«, K 55].
Nun ist er zwar kein SULFUR-Patient, aber wir sehen das SULFUR-
Element in ihm.

*(A.): Wollen Sie noch etwas mehr zu Ihrer Lebenssituation oder
beruflichen Situation erzählen?*
*(P.): Ja, ich muß eben sagen, es geht mir heute sehr viel besser, als
man mir vorausgesagt hatte, und ich muß auch sagen, auch neutrale Beobachter haben mich früher negativ beurteilt.*
*(A.): Heißt das, daß Sie auch, sagen wir, in der Gesellschaft besser
zu Rande kommen, daß Sie mit den Leuten besser zurechtkommen?*
(P.): Ja, das kann man schon sagen. Ich habe die Scheu vor Umgang mit Menschen weitgehend überwinden können.
*(A.): Wie war früher Ihre Beziehung zu Frauen? Hatten Sie mal
eine Beziehung, oder wie war das?*
*(P.): Ja, Beziehung... Die beste Erinnerung an eine Frau war: Ein
Kollege von mir, oder einer, der gern mein Kollege gewesen wäre,
der kam einmal an einem Sonntag mit zwei hübschen Frauen — ich
war 20 damals, also am Anfang — und lud mich ein, mit ihnen
spazierenzugehen. Natürlich wußte ich instinktiv — ich meine, das
ist ja sonst normal —, eine gehört Dir und eine gehört mir, und ich
hatte dann mein Mädchen an meiner Hand, wir sind spazierengegangen, ich fühlte mich selig und glücklich, aber ich hätte nicht ein
Wort hervorbringen können. Das war ein schönes Erlebnis, weil
nicht gesprochen wurde, nur einfach Hand in Hand durch den
Wald spaziert.*

Welches Mittel ist das? NATRIUM MURIATICUM. Das sind diese total idealen Liebesbeziehungen, aber mit der großen Angst, verletzt
zu werden. Und denken Sie: Das schönste Erlebnis mit einer Frau
in seinem ganzen Leben war ein wortloser Spaziergang Hand in
Hand!

(A.): Sie haben gesagt, es war ein schönes Erlebnis, weil nicht gesprochen wurde — was heißt das?
*(P.): Sonst wäre meine Glückseligkeit durch den Verstand mit den
schlimmen Erlebnissen gestört worden. Und das Negative blieb
dann weg — dadurch. ... Und weil man mich fragte, ob ich eine
Beziehung hatte: Ich war im Hilfsdienst, ich konnte ja nicht vollwertiger Soldat sein wegen meiner Behinderung, und die — wie
sagt man — Soldatenmutter hatte eine sehr hübsche Tochter, die*

ihr assistierte, und die war der Mittelpunkt der Offiziere, und alle waren auf sie aus. Die war stetig umlagert, ich sah sie oft kaum. Ich hatte immer so den Gedanken, die würde mir gefallen. Und ich dachte immer: Ja, ja, da kommen zuerst andere dran, du hast sowieso das Nachsehen. Und zu meiner großen Überraschung sagte sie am letzten Tag, bevor wir dann nach Hause gingen, sie möchte auf alle Fälle meine Bekanntschaft machen. Schon vorher hatten wir ein gutes Einvernehmen, wir haben über Bücher gesprochen, über mancherlei, wir haben uns gut verstanden, und so sagte sie, sie möchte meine Bekanntschaft machen, was mich in größtes Staunen versetzte, weil ich eben glaubte... Wir gingen zusammen nach X, denn ich war damals in X zu Hause, und wir besuchten eine Theatervorstellung. Aber die hat uns nicht gefallen. Es war ein Stück von Hebbel, und der Hebbel war uns beiden viel zu melodramatisch vorgekommen, so daß wir vereinbarten, wir verlassen die Vorstellung. Wir hatten noch einen Spaziergang gemacht, das war in Ordnung, bis wir uns verabschiedeten und sie den Wunsch äußerte, mich näher kennenzulernen. Und da geschah etwas mir völlig Unverständliches, das ich heute rekonstruieren kann: Statt mich normal zu verabschieden, schrie auf einmal meine ganze Qual aus mir heraus. Ich habe wie ein Tier geschrien. Und das hat sie so total abgeschreckt, daß ich seither nie mehr von ihr gehört habe... Das war für mich eine Warnung, daß irgendetwas in mir einfach nicht stimmt, aber es war einfach die Neurose, durch die Stiefmutter verursacht. Und die ist jetzt im Moment am Verschwinden.

Was ist da geschehen? Es ist ein Aufschrei all der Qual seiner Jugend. In der Art eine hysterische Reaktion. Wann reagiert NATRIUM MURIATICUM hysterisch, oder wann kommen NATRIUM-MURIATICUM-Patienten aus sich heraus? 1. Wenn sie etwas zuviel Alkohol getrunken haben — dann bereuen sie am nächsten Tag furchtbar, daß sie von sich erzählt haben; 2. beim Liebemachen — da können sie richtig obszöne Worte gebrauchen; und 3. wenn sie in die Enge gedrängt werden, wenn der Raum, den sie brauchen, überschritten wird. Dies ist hier der Fall.

(A.): Sie hatten ja auch immer noch recht große Pläne, was Sie noch mit Ihrem Leben machen wollen.
(P.): Ja, natürlich, ich meine...

Was denken Sie, was er beruflich macht? Es wäre alles mögliche denkbar; Tatsache ist, daß er sein ganzes Leben lang eigentlich nie einen ihm entsprechenden Beruf ausgeübt hat. Bei jeder Konsultation hat er immer wieder erzählt, was er alles sein sollte — mindestens Diplomat —, aber dann hat er auch folgende Geschichte erzählt: Er sei bei seinen Geschwistern eingeladen gewesen, die ziemlich arriviert sind, und da seien dann die Leute gekommen und hätten gefragt, was er denn mache, und dann habe er gesagt, er arbeite in einem Kino. Ob er Kinobesitzer sei? Nein. Verwalter des Kinos? Nein. Cheforganisator? Nein. An der Kasse? Nein. Er sei Platzanweiser. Und er hat es auch irgendwie genossen, das so zu sagen: Ich bin nur Platzanweiser, aber die anderen meinten, ich sei Direktor. Aber bei der Art und Weise, wie er sich gibt und wie er mit Leuten umgeht, habe ich das Gefühl, daß er es zu mehr hätte bringen können. Er hat praktisch kein Geld, und wenn er ein bißchen Geld hat, dann reist er erster Klasse nach Bern. Und er lernt dadurch natürlich auch immer wieder interessante Leute kennen. Er ist voll von solchen Geschichten; da hat er einen Oberst in der Armee kennengelernt, und dann hat er mit einem großen Geschäftsmann Kontakt, und dann hat er diesen und jenen kennengelernt — immer weiter in dieser Art. Er findet den Kontakt, und er ist interessant für diese Leute — er ist ein interessanter Mann.

(P.): Natürlich, ich meine, ich habe Lebenskunst studiert. Ich habe den Dr. X gekannt, und ich war an diesem Institut, das ist das Nachfolgeinstitut dieses anderen, man müßte sich diesen Namen gründlich merken, denn das spielt eine sehr große Rolle. Das hat mich so weit gebracht, daß ich eigentlich doch gewisse Abendschulen, einen gewissen Nachholbedarf einholen konnte. Ich hätte zwar gerne die Matur gehabt, nach der strebte ich eigentlich. Ich hatte sogar einmal ein Angebot, daß ich gratis die Handelsmaturität machen könnte, aber ich war einfach zu dezimiert, das ging nicht mehr. Immerhin habe ich heute ein Diplom als Reiseleiter. Von 28 Prüflingen, es war eine sehr schwere Prüfung, sind nur 5 durchgekommen. Und unter diesen 5 war ich der beste.

Ein weiterer Charakterzug: Er hat Vithoulkas' Buch gelesen und ist schnurstracks zu Vithoulkas gereist und hat jedem, der es wissen wollte oder auch nicht, gesagt, das sei der Beste, und man müsse unbedingt sein Buch lesen, und er hat alle möglichen Kopien an Leute verteilt, auf denen irgendetwas über Homöopathie geschrieben steht, und jeder, den er im Zug trifft, muß sich etwas über Homöopathie anhören und daß das unbedingt gefördert werden sollte, und er wollte mir auch einen Vortrag mit einer deutschen

Radiogesellschaft organisieren usw. Wenn er von etwas überzeugt ist, dann geht das eben immer weiter. Im Moment ist das die Psychotherapie und dieses Institut.

(A.): Haben Sie bestimmte Verlangen beim Essen?
(P.): Ja, habe ich. Es gibt gewisse Sachen, z. B. chinesisch esse ich sehr gern. Süßigkeit ist bei mir ein starkes Verlangen. Andererseits habe ich auch Fondue, als Käsespeise, am liebsten.
(A.): Gibt es auch gewisse Dinge, die Sie gar nicht mögen?
(P.): Das ist schwer zu sagen. Was ich nicht ausstehen kann, ist eine Frau, die nicht richtig kochen kann [lacht].
(A.): Haben sie eher viel oder wenig Durst?
(P.): Heute nicht mehr so viel wie früher, früher hatte ich sehr viel Durst.
(A.): Nach kalten Getränken oder eher nach warmen?
(P.): Irgendwie hatte ich kalte Getränke bevorzugt. Weil es schneller ging nach meiner Meinung.
(A.): Was hatten sie lieber? Richtig schön warmes, sonniges Wetter oder lieber etwas kühl?
(P.): Ah nein, nein, lieber warm. Durch meine italienische Abstammung bin ich sonnenhungrig animiert.
(A.): Wie ist ihr Schlaf?
(P.): Oh, der ist sehr gut. Es gibt schon mal gewisse Schlafstörungen, aber die machen mir nichts aus.
(A.): Wie war es vorher, früher?
(P.): Manchmal habe ich gelesen, wenn ich in der Nachtruhe gestört wurde. Aber da ich ja Lebenskunst studiere, was ich besonders betonen möchte, da habe ich die besseren Auswegsmöglichkeiten gefunden.
(A.): War der Schlaf früher auch durchs Asthma gestört?
(P.): Es gab Zeiten, da stand ich morgens um 2 Uhr auf.
Ich muß aber sagen, so schwer hatte ich in meiner Jugend das Asthma nicht. Ich ging zu einem Arzt in den Schwarzwald, der pumpte mir ein ganzes Jahr lang Gift ein. Damit ich mir einbilde, ich hätte kein Asthma mehr. Nach einem Jahr kam es so stark zurück, wie ich es mein Leben lang nicht hatte.
(A.): Was gab er ihnen?
(P.): Das weiß ich nicht, aber ein ganzes Jahr lang Spritzen.
(A.): Chemische Medikamente?
(P.): Ja, ja. Ich hörte ja von dem, daß er alle seine Patienten in den Tod bringt.

(A.): Können Sie uns erzählen, wie es dann etwa nach einem Jahr ausgesehen hat?
(P.): Ja. Nach einem Jahr schien ich von Asthma frei zu sein. Natürlich habe ich nach kurzer Zeit festgestellt, daß es in den Unterleib abgerutscht ist. Da hatte ich die Beschwerden dann dort.
(A.): Was waren das für Beschwerden?
(P.): Ein aufgeblähter Bauch. Ich hatte Probleme mit dem Magen. Dann diese Störungen in der Hüfte. Das Bein abwärts. Wie wenn mir jemand von hinten einen Box in den Rücken gegeben hätte. Wie elektrisch durchzuckte es mich. Ich mußte mich sofort hinlegen. Bis sich das dann wieder beruhigt hat. Am Anfang war es nur kurz, und dann ist es in immer größeren Intervallen aufgetreten.
(A.): Diese Magenbeschwerden, wann waren die vor allem?
(P.): Vor allem nach dem Essen. Aber vor allem nachts hauptsächlich. Dann hatte ich Asthma im Bauch.
(A.): Hatten sie noch andere Beschwerden, die aufgetreten sind?
(P.): Ja, im Genick. Eine heftige Genickstarre. Einen stechenden Schmerz.
(A.): Ist sonst noch etwas aufgetreten?
(P.): ... da hatte ich heftiges Jucken am Körper.
(A.): Mit oder ohne Ausschlag?
(P.): Nur leichter Ausschlag.
(A.): Wann ist das vor allem aufgetreten?
(P.): Besonders nachts, wenn es warm war.
(A.): Wie ging es ihnen insgesamt? Nach einem Jahr?
(P.): Schon merklich besser als vorher. Das muß man sagen.
(A.): Haben sie sich allgemein, auch psychisch, besser gefühlt?
(P.): Ja, ja, das schon, natürlich. Ich war ärgerlich, daß ich überhaupt noch Störungen hatte.

Follow-up Oktober 1987:

(A.): Wie ist es ihnen jetzt bis heute gegangen?
(P.): Es ist, seit ich hier war, zusehends besser gegangen. Ich habe konstatiert, daß die durch den Unfall verursachte leichte ... Schwäche mir eigentlich sehr viel Magenbeschwerden mitverursacht hat. Das ist aber am Abklingen, und bis zu dem Zeitpunkt, da ich diese Dingsbums-Kügeli da eingenommen habe, ist es mir mindestens zu 60% besser gegangen, und seit ich diese geschluckt habe und jetzt jeden Dienstag 2 Kügelchen als Zusatz einnehme, geht es mir von Woche zu Woche merklich besser. So daß ich sagen kann, zwischen 80% und 90% fühle ich mich als völlig normaler Mensch.

Ich gebe ihm regelmäßig SACCHARUM LACTIS, mit dem er ganz gut fährt.

(A.): Sind jetzt noch neue Beschwerden aufgetreten?
(P.): Nein, eigentlich gar nicht. Im Gegenteil, das Jucken hat fast ganz aufgehört. Eine Zeitlang hatte ich es dann noch am Fuß, aber das ging fast ganz weg. Nein, Neues ist überhaupt nicht aufgetreten. Die Blähungen sind besser.

Wie stellt ihr die Prognose in seinem Fall? Er leidet ja sehr darunter, es im Leben nicht auf die ihm zustehende Position gebracht zu haben. Ich denke, daß dieser Mensch wirklich Qualitäten gehabt hätte, es zu etwas Besonderem zu bringen in seinem Leben. Vielleicht nicht gerade Diplomat oder König, wie er mal spaßhaft meinte. Doch hatte er von Kindheit an keinen guten Start. Um seine Träume doch noch zu verwirklichen, ist die Zeit einfach zu kurz, er müßte ja unter anderem ein ganzes Studium absolvieren. Wir sehen aber, wie gut er im Rahmen seiner Möglichkeiten seinem Traum nahekommt. Obwohl er kaum Geld und keinen richtigen Job hat, trifft er doch immer wieder sehr interessante Leute, die auch Interesse an ihm haben. So fährt er z. B. meist erster Klasse, trinkt seinen Tee in einem Luxus-Restaurant, weil er da auf interessante Leute zu stoßen hofft und es meist auch tut. Und nun seht, wie er seinen Traum doch buchstäblich noch in Erfüllung bringt: Er spielt in einem kleinen Theater eine Statistenrolle, und diese Bilder, die er mir brachte, zeigen ihn in einer Rolle als König und in einer zweiten Rolle als Professor!

Im weiteren Verlauf hat das Asthma immer mehr abgenommen, die asthmaähnlichen Beschwerden im Bauch wurden auch seltener, und es ist dann ein recht lästiges Ekzem aufgetreten, bei dem er sich oft blutig kratzte. Da der Juckreiz typische SULFUR-Modalitäten aufwies, ließ ich mich dazu verleiten, mal SULFUR zu geben, jedoch ohne jeden Erfolg. Eigentlich voraussehbar, zeigte sich doch, daß selbst der Juckreiz die Modalität ›besser nach Stuhlgang‹ aufwies.

Wir haben also auch hier wieder deutliche Merkmale für die beiden Komponenten NATRIUM MURIATICUM und SULFUR, hier zeitlich gestaffelt in seiner Biographie. Daneben ein klassisches Leitsymptom für NATRIUM SULFURICUM, allgemeine Besserung nach Stuhlgang, sowie Asthma schlimmer gegen 5 Uhr morgens, und darüber hinaus etliches von der Essenz, wie sie Vithoulkas beschrieb. Das NATRIUM SULFURICUM-Kind, bereits das Pflicht- und Verantwortungsgefühl in sich, möchte in der Schule gute Leistungen erbringen. Das Kind ist sensibel, korrekt und anständig, arbeitet systematisch und ist verschlossen. Und da ist dieses Asthma, diese Schwäche, die ihm immer wieder in die Quere kommt. Mit der Zeit entwickeln diese Menschen Haß gegenüber denen, die erfolgreicher sind als sie. Sie sind innerlich reizbar, dabei verschlossen, d. h., der Ärger wird nicht ausagiert. Wenn sich dieser Zustand der inneren Verzagtheit und des Grolls verstärkt, geraten die Patienten schließlich in das bekannte suizidale Stadium. Nur ihr starkes Verantwortungsgefühl, z. B. der Familie gegenüber, kann sie dann von der letzten Konsequenz zurückhalten. Wird der Suizid schließlich doch ausgeführt, dann ist er geplant und führt mit Sicherheit zum Erfolg. Diese suizidale Tendenz sehen wir bei unserem Patienten nicht.

INDEX DER ARZNEIEN

A
Acidum muriaticum 53, 60, 62f
Acidum nitricum 161
Acidum oxalicum 46
Acidum phosphoricum 50, 60, 62
Acidum picrinicum 62, 65
Acidum sulfuricum 68, 74ff
Aethusa 18
Agaricus 68, 161
Aloe 10, 19ff, 24
Alumina 162
Anacardium orientale 126, 141, 143, 156, 188f
Apis 175
Argentum nitricum 45, 68, 74ff
Arnica 41, 60
Arsenicum album 17, 41, 44ff, 52ff, 59, 61, 64, 67, 73, 75, 77f, 86, 117f, 141, 161, 174
Arsenicum jodatum 68, 74f, 82
Arum triphyllum 110

B
Baryta carbonica 17, 19, 22, 172
Belladonna 69, 89, 125f, 146, 162, 190
Bryonia 52, 111

C
Calcium carbonicum 18, 56, 161
Calcium phosphoricum 74f, 82ff, 91, 104ff, 113, 115, 161
Camphora 44f
Cannabis indica 72, 121, 132, 190
Capsicum 66
Carbo animalis 50
Carbo vegetabilis 44ff, 52ff
Carcinosinum 113
Causticum 16, 18, 62, 76, 143, 162
Chamomilla 68, 75, 110f, 176
China 50ff, 135
China arsenicosum 161
Cicuta virosa 18
Cimicifuga 106
Cina 68, 110
Cocculus 59
Colocynthis 46
Crocus sativus 73

Croton tiglium 47
Cuprum metallicum 47f, 129
G
Gambogia 45
Gelsemium 60
Glonoinum 62
Gnaphalium 165
Graphites 67, 88, 126
H
Helleborus 60
Hepar sulfuris calcareum 67, 76, 141
Hyoscyamus 70, 73, 81, 89, 129, 141ff, 146, 162, 171
I
Ignatia 16, 77, 106, 161
J
Jodum 68, 74f, 81f, 86
K
Kalium arsenicosum 161
Kalium bichromicum 172
Kalium bromatum 75, 162, 167ff
Kalium carbonicum 95, 172, 174, 176, 188f
Kalium ferrocyanatum 56
Kalium phosphoricum 172
Kalium sulfuricum 175f, 178ff, 182ff
L
Lachesis 61, 68, 78, 129, 190
Lilium tigrinum 68, 74ff
Lycopodium 144f, 162
M
Magnesium muriaticum 16
Medorrhinum 68, 74f, 77, 87, 95
Mercurius 16, 68, 80, 143, 152, 162
Moschus 190
N
Natrium muriaticum 18, 23f, 60ff, 66, 99, 163, 187, 191f, 196
Natrium sulfuricum 48, 188ff, 196
Nux vomica 16, 80, 141ff, 148f
O
Oleander 50
P
Phosphor 17ff, 60, 67, 99, 104, 106, 113, 146, 150, 179
Platinum metallicum 136, 173
Pothos 189
Psorinum 50, 66f, 161
Pulsatilla 23, 44, 67, 104, 175f, 180f, 184f

R
Rhus toxicodendron 67f, 74f, 77f, 88, 118, 121f, 125f, 136, 138, 184
S
Sabadilla 113
Saccharum lactis 196
Sanicula aqua 113
Sepia 16, 58f, 68, 130, 161
Silicea 184
Stannum 61f, 188
Staphisagria 16, 18, 81, 144
Stramonium 69, 80f, 89f, 106, 127f, 133ff, 141ff, 146, 149ff, 152ff
Sulfur 15, 17, 23, 66ff, 75, 78, 88, 97, 99, 117, 128f, 133ff, 157, 173, 175, 177ff, 190f, 196
Syphilinum 128
T
Tabacum 44
Tarentula 68f, 71, 73ff, 77, 79ff, 86, 90, 92ff, 106, 141
Tuberculinum 23, 66, 71, 74f, 82ff, 91f, 95, 104ff, 113, 115, 146, 149, 184f
V
Veratrum album 44ff, 54, 60, 68, 70ff, 79, 82, 86, 90f
Z
Zincum 68f, 74f, 78, 86